死体を科学する

上野正彦
元東京都監察医務院長 医学博士

アスキー新書
079

はじめに

私は東京都の監察医を三〇年間務め、二万体もの変死体を警察官とともに検死したり、解剖したりして、処理してきた。ふりかえれば、「生きている人の言葉には嘘がある。しかし死者は決して嘘をつかない」という感慨がある。

死者は言葉を発しないが、丹念に検死し解剖すると、「私は病死ではない。殺されたのだ」と真実を語りだすことがある。検死のひとつひとつはドラマであった。

あるとき、酒好きの男が路地裏で酒瓶を抱いて死んでいた。変死体として検死が行われた。捜査上事件性はないとの判断で、医師は急性アルコール中毒の心不全と診断した。

しかし、それから二年後、事件であることが発覚した。犯人は酒好きな男に保険金をかけ、三ヵ月後に酒をおごって泥酔させた後、絞殺したのだ。そのままでは殺人だとわかってしまうと、酒瓶を抱かせて路上に放置した。検死した警察官もドクターも、酒好きな男が路上に寝込んで死亡したものと、状況から死因を判断したため、偽装工作にのせられてしまった。死因は現場の状況からではなく、死体所見の中から見出さなければならない。火事の現場から発見されれば焼死、水中死体だから溺死とはかぎらない。本件は紐などで絞め殺されたので、首のまわりには紐の痕跡（索溝）があり、呼吸できない苦しさから顔はうっ血し、溢血点などが出現していた。それらの症状を残したまま死亡したので、死体を診れば窒息死であることはすぐにわかる。この人が酒瓶を抱えて死んでいても、急性アルコール中毒の心不全にはならない。死因は窒息死である。

犯人は現場の状況を変えることはできても、死体所見には、死体に残された死亡直前の症状が記録されているので、あとからこれを変更させたり、偽装することはできない。死体は決して嘘をつかないのである。

「死体は語る」というけれど「語らぬ死体」もあるのではないかと言われたことがある。そうなのかもしれないが、「語らない」ということを、その死体が語っているのである。難しいことではあるが、生きている人が死ぬには、それ相当の理由、原因が死者の体内に秘んでいる。丹念に検死・解剖をすれば、解明できないことはない。わからないのは自分の未熟さにあると、私は思っている。

そんなことから今回は、さらなる「死体の嘘」を解明すべく、本書を書いたのである。そして、若い人たちにも手に取ってもらいやすいように、おなじみの映画や漫画の死体にも言及してみた。たとえ医学的にまちがっていたとしても、作品の中で使用するぶんにはなんの問題もなく、むしろ好ましいと考えている。そうした作品世界の魅力に水をさすような真似は嫌いだし、したくないと思う。現実離れした誇張が、ときにはその作品の芸術性を高め、あるいは視聴者や読者に強烈な印象を与えるわけだから。しかし、最近の事件を見るたび願ってきた「命の尊さ」を若い人にも語りたいと思った。

こうした意図を踏まえたものなので、ときには意地悪なことを言うかもしれないが、取り上げた作品の作者の方々は、どうか気を悪くされないようにお読みいただきたい。

本書を読んで、少しでも「命の尊さ」を感じていただけたら幸いである。

二〇〇八年　八月

上野正彦

目次

第四章　「射殺」事件を解読する……109

第一章

「刺殺」事件を解読する

世田谷一家惨殺事件——刺された傷から何がわかるか

二〇〇〇年一二月三一日、東京都世田谷区で宮澤みきおさん一家四人が殺害されて見つかった。首を絞めて殺された息子の礼くん以外の三人の身体には、首や顔、胸などに十数ヵ所にわたり刺し傷、切り傷が残されていた。もみ合った際に右手を負傷したらしく、現場には犯人のものと見られるA型の血液が残されていた。犯人はいまだに逮捕されていない。[二〇〇八年八月現在]

「切創」と「刺創」どちらが死にやすい？

この事件の被害者である宮澤みきおさん一家は、小さなお子さん（礼くん）以外の三人は首や顔、胸など上半身を中心に十数ヵ所も刃物で刺されたり、切られたりして死んでいた。

まず、人は死ぬとどうなるか説明しよう。

人は死ぬと、膀胱括約筋《ぼうこうかつやくきん》をはじめ肛門や尿道などの開け締めをつかさどる括約筋がゆるむ。そうすると膀胱や直腸付近に中身がある場合、すべて漏れるということになる。つまり、ウンチやオシッコが漏れ出してしまうのだ。これは意識を失った状態でも同じ。これだけでなく、精液を漏らす場合もあるから、そうしたことを知っている自殺者の多くはトイレに行ってから決行する。

それでは、刃物で死ぬとはどういうことか？ おそらく、出血多量で死ぬということまでは、なんとなく予想ができるであろう。しかし、それ以外でも刃物で傷つけられて死ぬ場合もある。

まず刃物による傷には、「切創《せっそう》」と「刺創《しそう》」がある。「切創」は、切ってできる傷のこと。「刺創」は字の通り、刺してできる傷のことである。

「切創」で死に至る場合は、動脈部を切られて出血多量で死ぬ場合が多い。動脈を切ると、血液は凝固する前に大量に体外へ流れ出てしまうため、死に至ることが多いと言える。一方、静脈を切られても、出血多量になる前に血液が凝固して止まってしまうから、皮膚の表面に流れる毛細血管をいくら切りつけたとしても、致命傷になることはまずない。静脈が切れて死ぬケースとしては、太い静脈が切れ、その部分の血管から外の空気が入り込み、体内を流れて、脳などの細い血管を詰まらせる空気栓塞がある。

では、体外にどれぐらいの血液が流れ出すと人は死亡するのか？　成人の総血液量約五リットルのうち、動脈血（動脈を流れる血）なら四分の一、静脈血（静脈を流れる血）ならその半分を失うと絶命すると言われている。とは言っても、すでに話したように実際には、静脈を流れる血が半分も体外に流れ出ることはない。血が身体の外に出ればそのぶん血圧が下がり、ふだんは細い静脈をふつうに流れている血流は止まる。その止まった状態で固まり、止血される。

「刺創」のほうが、致命傷になる確率は高いと言える。即死にはならないにせよ、臓器の損傷（出血）によって絶命する可能性もあるし、腸を刺されると、腸内容や中にある雑菌（排泄物など）が体内に漏れ出し、腹膜炎などを引き起こす。プロレスラーの力道山もこれで死亡している。彼は果物ナイフで腹を刺されたが、傷自体が小さかったため、たいして気にせず病院に行かなかった。しかし、腸に穴があいていたため、時間が経って腸の傷口が開いてしまったのだ。苦しみはじめたときには、すでに手遅れになっていたそうだ。また、消化器（胃や腸など）の消化液が身体を溶かし、雑菌の繁殖を促進するということも考えられる。

いずれにせよ、刃物で死に至るには、「切創」にしても「刺創」にしても、凶器が何かというよりは、傷つけられ方と、傷つけられた部分が重要となってくるのである。

遺体に残った傷跡から凶器がわかる!?

この事件で被害者となった四人家族のうち、夫妻と長女は身体に多くの傷を負っていたという。このことから犯人はけっして人を殺すことに慣れた人間ではない、と言えるであろう。もしも殺人に慣れた人間なら、無用な傷を負わせることはない。

この事件では、凶器と思われる血のついた包丁が現場に残されていた。十中八九この包丁が凶器なのだろうとは思うが、断定することはできない。どんな場合にも、凶器を特定するのは、被害者の身体に残された傷からでなくてはならない。

しかし、刺し傷から凶器を特定するのは、簡単なようで意外に難しい。

たとえば、果物ナイフを粘土に刺し、そのまま入ったときと同じ角度で引き抜いたとする。この場合、刃物の跡は粘土にそのままのかたちで残る。人間の身体でも同じことが言えるが、これはあくまで被害者や犯人が動いていない場合のことである。

しかし、ほとんどの殺人事件の場合、犯人と被害者の間で格闘するなどの動きがある。すると、凶器は必ずしも刺したときと抜くときとで同じ経路をたどるとはかぎらない。むしろ、被害者の抵抗や、それに抗しての犯人の動きによって、傷の形状は変わるのがふつうである。

凶器を刺したときの傷がV字型にできていて、それを引き抜くときにできた外傷がその隣に、V字型についているといったW字型の外傷も多い。刺しながら周辺を切っている場合も多いし、大きな刃物の先だけが身体に刺さっている場合や、逆に突き刺さった刃物が動いて大きな傷を作ることもある。だから、外傷がそのまま凶器の形状を表すことはむしろ稀なことであると言っていい。

同じ年に起きた、一四歳の少年による**西鉄バスジャック事件**。この場合には、当然凶器は目に触れるから、断定するのも可能である。あるいは、埼玉県桶川市の路上で犯行が行われた**桶川ストーカー殺人事件**のように、犯人が刃物の扱いに慣れた人物の場合には、ムダな動きもなく刃物が振るわれることになるから（遺体の傷は心臓と右肩にあった）、凶器は比較的推測しやすいと言えるかもしれない。

いずれにせよ、刃物を用いた殺人事件は、凶器の特定が難しいものなのである。

西鉄バスジャック事件　二〇〇〇年五月三日一三時三五分頃、療養所から一時帰宅した一七歳の少年が、西鉄佐賀発福岡・天神行きのバス乗客二一人を人質にして乗っ取った。少年は、逃げようとしていると勘違いして、乗客の塚本達子さんの首などを刃渡り四、五〇センチの牛刀で刺して殺害。他に二人の乗客が少年に切りつけられて重軽傷を負った。翌日午前五時過ぎ、小谷サービスエリアで停車していたバスに、福岡県警と大阪府警の特殊急襲部隊が強行突入して少年を逮捕、一五時間半ぶりに事件は解決した。

桶川ストーカー殺人事件　一九九九年一〇月二六日午後〇時五〇分頃、埼玉県桶川市のＪＲ桶川駅前路上で、女子大生の猪野詩織さんが、突然現れた男にナイフで胸など

を刺されて四〇分後に死亡した。詩織さんの元交際相手、小松和人の兄・小松武史ら四人が殺人などの容疑で逮捕された。小松和人は、以前より詩織さん宅の近所で中傷のビラを貼るなどのストーカー行為を繰り返していた。小松和人は逃亡の末、翌年一月に北海道で遺体となって発見された。

残されたものから考えると、犯人は外国人!?

現場には犯人の血液や指紋がついた凶器だけでなく、犯人が脱ぎ捨てたトレーナーも残されていた。

これだけ遺留品が残されていれば、通常ならば犯人が捕まっていてもおかしくはない。犯人に前科があるなら当然、指紋から特定できるだろうし、犯人が被害者と近い関係にある人物ならば、捜査によって犯人を洗い出すことも容易なはずである。

にもかかわらず、いまだに犯人が捕まらないのは、犯人が外国人だからではないか？と私は考えている。なぜかと言うと、人を殺してでもお金を手に入れたいという価値観とリスクとを考えてみると、同じ金銭感覚や死生観を持つ日本人とは思えないからだ。

犯人はおそらく、すでに海外に逃亡しているのではないだろうか。

現場に犯人が残していったトレーナーは、盗品ではないかと私は見ている。犯人は、ある程度の計画を立て、はじめから返り血を浴びることを考えて、脱ぎ捨てるつもりで盗品のトレーナーを着て行ったのではないだろうか。

トレーナーを脱いで、アンダーシャツだけになって現場から逃げたりすれば、即座に怪しまれてしまう。だから着替えもあらかじめ用意して、宮澤さん宅に押し入ったのではないか。着替えてしまえば、家に入ったときと出るときとで、姿が違うわけだから、別人と見られる可能性も高い。

いずれにせよ、犯人は犯行後しばらくこの家にとどまっていて、冷蔵庫を開けてアイスクリームを食べたりもしている。相当に卑しいやつだということは言えるだろう。

事件のその後

報道によると、その後、足跡から判明した犯人の靴が韓国でライセンス生産されているものだったことから、警視庁は捜査の範囲を韓国まで広げた。極秘で指紋の照会や、靴の流通経路などをあたったが、指紋に関しては照合者がおらず、靴の流通経路も複雑をきわめるため、どちらも結局有効な手がかりとはなっていない。また、その後の調査で三人の遺体に残された傷は数は少なく、いずれも内臓にまで達する深い刺し傷で、犯人はハンカチで手にする包丁を固定したうえで刺していることが明らかになった。このことからも、犯人の明白な殺意が読みとれる。捜査本部は、宮澤みきおさんの仕事関係を調査中だが、有力な手がかりはいまだ得られていないようだ。

井の頭公園バラバラ殺人事件——バラバラ殺人事件の真相

一九九四年四月二三日、東京都三鷹市の井の頭恩賜公園のゴミ箱から、人間の身体の両手首、両足の脛、右肩とあばら骨の肉片、足首などがバラバラに包まれて二七個発見された。頭部や胴体、性器は発見されていない。鑑識の結果、死体の身元は公園近くに住む一級建築士と判明したが、犯人はいまだに捕まっていない。［二〇〇八年八月現在］

バラバラ殺人の本当の目的

バラバラ殺人は、一見、怨恨のからんだ残忍な変質者の犯行と考えられがちである。ところが、実際のところはそうではない場合が多い。バラバラ殺人は、加害者と被害者が顔見知りで、それを隠すために行われる場合が非常に多い。

死体が発見されたときに、身元が割れれば、疑いは当然、被害者と関係のあった人物にかかる。犯人の心理として、それはできるかぎり回避したい。だから、死体を切り刻むのだ。場合によっては、性器や乳房を切り取って、性別さえわからなくしてしまう。そうすることで、自分にかかる疑いをできるだけ少なくしようとする。

死体を切断するのは血も出るし、脂肪もあるので容易なことではない。しかし、バラバラにしてしまえば、運びやすいし、捨てやすいというメリットも生まれてくる。死体を隠す際にも、切断した死体を数ヵ所にわけて埋めるというようなことが可能になる。また、当然、事件を捜査する側にも大がかりな手間が必要になってくるから、最終的には鑑定という方法があるものの、一時的に被害者は特定されにくくなる。

バラバラ殺人というのは、多くの場合、このように捜査を攪乱させようという心理のもとに、行われることが多い。

この井の頭公園の事件も、まさにそれであると言えるだろう。公園内のゴミ箱から発見されたのは、両手首、両足の脛、右肩やあばら骨の肉片、足首など、それぞれバラバラに包まれた二七個の身体の一片だった。性器や頭部が見つかっていない点から考えても、明らかに死体の年齢も性別もわかりにくくすることによって、捜査を難航させようという犯人の意図が見える。

この事件にかぎらず、バラバラ殺人の現場はとても凄惨だ。まして、性器が切り取られているならば、犯人像として、残忍な変質者を思い浮かべてしまうものだが、稀にそういう例があるにせよ、実際にはバラバラ殺人は、犯人の保身の心理の表れであることがきわめて多い。

ノコギリ不要の人体切断術

犯人が被害者の身体をバラバラにする際、使われる道具としては、後で述べる「酒鬼薔薇聖斗事件」（二一九ページ参照）もそうだが、ノコギリが圧倒的に多い。

むろん、犯人もはじめからノコギリを持ち出してくるわけではない。最初に切るのは皮膚であり、筋肉だから、家庭用の包丁で難なく切れてしまう。肉が切れる刃物であれば、果物ナイフであってもいいわけだ。

犯人はおそらく、そこまでは順調に切り進んでいくことだろう。死んだ人間からは、ほとんど血液は出ないから、犯人は比較的容易に、皮膚と筋肉を切り刻んでいくことができるはずである。

ところが、筋肉をなかばまで切り進んだときに、犯人は難題に遭遇することになる。刃物が骨にぶち当たるからだ。骨は包丁では絶対に切れない。そこで、犯人は考えた末、ノコギリを持ち出してくることになる。必死の思いでノコギリを動かし、骨を切断していくことだろう。この事件のように、身体を二七個に分解するとなれば、かかった時間もかなり長いと思われる。

しかし、これは医者の目から見ると、素人の浅はかさだ。身体をバラバラにしたければ、関節を切ればいい。骨と骨は、靭帯《じんたい》と呼ばれる貝柱のようなもので結合されているが、これを切るのはけっして手間のかかる作業ではない。カッターナイフであっても容易に切断できる。だから、ノコギリである必要はまったくない。

ノコギリで手足を分断した犯人は、おそらく胴体を切りにかかる。ここでさらなる難関に遭遇する。

腹部を切るということは、内臓を切ることを意味する。腸を切れば、当然内容物が漏れ出してくる。ちなみに、切腹などで生きている人間が腹に刃物を入れた場合は、一センチほど入れただけで、腹膜ショックを起こし、失神してしまうこともある。

さて、死体切断の話に戻るが、ただでさえ血まみれで脂がまとわりついているから当然、刃物の切れ味も鈍っている。それに加えて、腸の内容物、もっと言えばウンチが漏れ出してくるわけだから、現場は臭いし汚いし大変なことになっているはずだ。必死の思いで腸をかき出し、それをビニール袋か何かに詰めていくという作業をするだろう。

それから最後にぶち当たるのが、もっとも太い骨である背骨。これをノコギリで切って、はじめて身体はバラバラにすることができる。全体の工程を一人で行おうとしたら、半日ぐらいはかかってしまうのではないだろうか。

バラバラにする意味をなくした現代捜査

この事件では、頭部と性器がまだ見つかっていない。つまり、見ただけでは誰の死体かわからない状態になっているということだ。

科学捜査というものが確立していない時代の捜査においては、この状態で被害者が誰かを特定することは難しかったであろう。あるいは、骨盤など、明らかな判断材料になる部位が残されていなければ、性別を判断することさえ困難だったに違いない。

しかし、現代においては、バラバラ死体の身元を確認することは、非常に容易にできるようになった。DNA鑑定（六三ページ「ルーシー・ブラックマン事件」参照）を行えばいい。

被害者のDNAを調べたら、あとは行方不明者のDNAの中に適合するものがあるかどうかを調べるだけである。DNAは、髪の毛の細胞一個からでも採取することができるから、たとえ行方不明になっていても、DNAを採取することはできる。

つまり現代においては、犯人が死体をバラバラにして保身を図っても無意味なのだ。

酒鬼薔薇聖斗事件——切断された遺体が語るもの

一九九七年五月二七日、兵庫県神戸市立友が丘中学校の校門で、近所に住む土師淳くんの頭部が発見された。同日、現場から五〇〇メートル離れた通称タンク山から遺体の胴体部分を発見。六月二八日、現場近くに住む一四歳の中学三年生が、殺人・死体遺棄などの疑いで逮捕された。精神鑑定の結果「重度の行為傷害」、「サディズム傾向」が判明する。

従来のバラバラ殺人にはない不気味さ……

まず、この事件の異様さは、従来のバラバラ殺人事件とは趣を異にしているという点にあった。

前項でも触れたように、死体をバラバラにするというのは、犯人が保身のために（捜査が自分に及ばないようにするために）行うことが多いが、このタンク山の事件は違っていた。頭部は中学校の校門の前に、胴体はそこからほどなく行けるタンク山にそれぞれ放置されていた。つまり、被害者の身元は簡単に割れてしまう。通常のバラバラ殺人には見られない異常なものがある、と感じずにはいられなかった。そのうえ、犯人のあの挑戦状。やはり、犯人像としては、社会に不満を持った異常な凶悪犯、年齢は三〇歳以上の男性といったところを想像していた。

多くのことを語る現象「死斑」

司法解剖後の警察発表によれば、死因は手で首を絞められたことによる（扼頸《やくけい》による窒息）、ということだった。さらに、胃内に昼食のカレーライスが残っていたので、犯行時刻も食後間もない時間であるということが明らかになった。少し時間をおいて、被害者の身体にはアリが噛んだ傷が散在していたこと、死斑が背中に固定されていたことなど、細かい所見も伝わってきた。

警察は、タンク山ケーブル基地周辺の**ルミノール反応検査**[†1]**（血痕検出）**を行い、ケーブル基地周辺に強い反応がなかったことから、殺害現場は別の場所ではないか、という

†1　血痕に反応して、螢光を発するルミノール試薬を噴霧して、血痕の有無を調べる検査方法。血痕がわかりにくい黒い生地、広い場所、車両などでよく使用される。

推論を立てていた。つまり、犯行は別の場所で行われ、死体はそこで切断され、車でタンク山と中学校に運ばれた、というのである。血が流れていないのがその証拠だというわけだ。

しかし、私はこの説は絶対に違うと思っていた。殺害場所はタンク山。それ以外にはあり得ない。

その理由としては、まず、死斑が背面に固定されているという点が挙げられる。人が死ねば、当然心臓は停止する。それに合わせて、血液の流れも止まる。すると血管の中の血液は、重力の方向に落ちてくる。つまり、あおむけの状態で死亡していれば、背中の血管に血液が集まってくる。その血液の色が皮膚を透して見えるのが死斑なのだ。

しかし、人間の身体の内部というのは、非常に複雑な構造になっているから、すべての血液がきれいに背中に落ちていくわけではない。人体のさまざまな器官があることによって、背中のほうまで落ちていかない血液もある。

また、背中を下にして死亡している場合、肩の部分（肩甲部）や尻の部分（臀部）の血管は、体重がかかって圧迫されているため血液が流れ込まない。圧迫された部分は、そのため蒼白な皮膚の色となり、圧力がかかっていない部分には赤褐色の死斑が形成される。

死斑が固定しているということは、その姿勢のまま死体が放置されていたこと、つまり、死体は動かされていないということを意味する。死斑が固定するのには、だいたい死後一五時間から二〇時間かかる。もし仮に、車で死体を運んだとしたなら、途中で体勢が変わるわけだから、そうそう死斑が背面に固定されるはずはない。このことから、犯行はタンク山で行われ、そこから遺体が移動されていないということがわかる。

死体からも血は流れるという迷信

さらに、「タンク山で犯行が行われたとすれば、死体の切断も同じ場所で行われた」と私は考えていた。そうすると、タンク山周辺から血痕反応が出ないのはなぜなのか、という話にもなる。だが、これは誤解している人も多いようだけれども、すでに死んで時間の経った死体は、切断したところでほとんど血は流れない。

生きている人間の首——たとえば頸動脈《けいどうみゃく》を切断すれば、当然のことすさまじい勢いで血が流れ出す。心臓がポンプの役目をして、血液を送り出しているのだから。

しかし、死んだ人間の心臓は止まっているから、血圧がない。血圧がないから血流も止まっている。だから、死んだ人間の首を切ったところで、切断面にたまっていた血が少々出ることはあっても、おびただしい量の血が流れ出るということはあり得ない。まして、死斑がすでに固定されているような状況なら、現場にほとんど血痕が残らないのは当然のことであろう。

「血痕反応が出ない」ことと、「死斑の固定」、というふたつの理由から、私はタンク山が殺害現場だと判断していた。しかも死斑があり、血液の流出がないことなどから殺害後、数時間経ってから首を切断していることがわかるのである。

法医学は、死体所見を丹念に観察する学問である。そうすれば、もの言わぬ死体が真実を語り出す。現場の捜査状況はあくまで参考にすぎず、両者に食い違いがあれば、どこかに読みまちがいがあるものだ。

ここでは、死斑の固定、そして切られた死体からは血は流れないという事実。このふたつを正しく理解していないと、誤った見解を導き出してしまうのである。

常識そのものを裏切られた犯人像

事件発生から一ヵ月が過ぎて、犯人について知らされたときは驚いた。犯人は一四歳の少年。しかも、死体の首が放置された中学校に通う中学三年生だという。

近隣で起きていた鳩や猫を殺す事件も、同じ少年によるものだとわかった。動物を殺せる人間はそうザラにいるとは思えないから、関連性は高いとは思っていたが、まさか少年だとは想像もしなかった。

調べが進むにつれ、場当たり的な犯行であったことがわかってくる。スキだらけの犯罪は、われわれの常識を越えているから、逆に大胆不敵な行動に見えていたのだ。すぐに足がつくような犯行（頭部を校門に置いたこと）が、皮肉にも逆に犯人像をわかりにくくしていたのだ。そうした意味で、法医学的な常識の裏をかかれた。

やっていることが滅茶苦茶だったため、少年犯罪であったと言われれば納得できる。そういう意味でも私自身、大変勉強になった事件であった。

秋葉原通り魔事件――短時間での無差別殺人

二〇〇八年六月八日午後一二時半過ぎ、東京都秋葉原の交差点で、二トントラックが赤信号を突っ切り、横断中の歩行者を数人はねとばした。トラックは交差点を越えて対向車線で信号待ちをしていたタクシーと接触して停車。運転していた男はトラックを降り、はねられて道路に倒れていた被害者や救護にかけつけた通行人、警察官を所持していたダガーナイフで次々にメッタ刺しにした。およそ五分から一〇分ほどの間の出来事だった。

現場に残された血痕が語るもの

事件当日は日曜日で、秋葉原の繁華街の歩行者天国はにぎわっていた。二〇〇八年六月八日、午後〇時三五分頃、一台のトラックが歩行者天国に乗り込み、暴走しながら人々をはねとばした後、急停車した。運転手は車から降りて引き返し、受傷した人たちを救護していた人々をはじめとする歩行者を、無差別にダガーナイフで殺傷した。数分間の出来事であった。

被害者の三名はトラックにはねられ死亡し、四名は刺殺され、一〇名は重軽傷を負った。まさに狂気の無差別殺人事件であった。

私はメディアからコメントを求められたため、法医学の立場から、外傷や死因について説明した。車にはねとばされた三名は、一般的な交通外傷と同じで、直接車に当たった外傷と、はねられて路上に転倒した際の頭部外傷が死因になっているだろう。刺殺された四名はおそらく体当たり的に、刃渡り一三センチのダガーナイフで、前からあるいは背後から刺されている。加速度をもって刺されると、肉体は弾力性があるから凹んで、実際の刃渡りよりも深く体内に刃先が到達する。そして太い動脈や重要臓器などが損傷されれば、短い時間で失血死するであろう。

現役時代は解剖しながら、立ち会いの警察官とディスカッションをする。終わればまとめとして、自分の考え方を死体所見と状況を合わせて、外傷や凶器、死因、犯人像などについて述べていたが、退役後は部外者だから、警察発表を取材した記者らの話を聞いて、外傷や凶器、その用法やら死因、犯人像までコメントすることになる。詳細はわからないので、一般論になってなかなか適確な解説はできない。

この事件も解剖後の報道を見ると、凶器は体内をえぐるように使われているので、相当な手練れによる凶行であると報じられた。しかし必ずしもそうとは言い切れない。なぜならば加害者も被害者も大きな動きをする中での凶行であるから、刺した際と抜く際はお互いに動きがあるし、とくに両刃のナイフは体内で動きやすいから、ブレが生じてえぐったような大きな切創が形成されるのである。必然的に致命傷となってしまったが、一撃で死に至らしめようという明確な意図を持った凶行であると単純に断ずるわけにはいかない。

また、テレビやニュースで現場の状況を見ると、白い着衣や道路上に書かれた交通規制の白いペンキの上に流出した血液には、鮮紅色の血液と暗赤褐色の血液が見えた。赤みの強い鮮紅色の血液は酸素量の多い動脈血で、黒ずんだ暗赤褐色の血液は酸素量の少ない静脈血である。動脈血は全血量（約五リットル）の四分の一の失血で致命的になるが、静脈血は二分の一くらいまで失血しても緊急治療によって助かる可能性はある。

そこまで詳細に観察できる人は少ないだろうが、現場の血痕の形状が上から見るところんぺい糖のような滴下状なのか、飛び散った状態の飛散血なのかなどによっても、受傷時の様相が読み取れるのである。

名作「死体」の検証学 I

『あずみ』

可憐にして無敵の剣士あずみ。繰り出される卓越した剣術によって、次々と敵は斬り倒されていく。しかし、あの少女が殺した刺客の首は、どうして斬り落とされたのか !?

▼

江戸時代はじめ、あずみをはじめとする子どもたちは、人里離れた場所で徳川の精鋭部隊となるべく厳しい訓練を受けていた。仲間同士で殺し合うという過酷な修行を経て、ついに人里へ下りる。使命を受けてあずみたちは、加藤清正を首領に担ぎ、徳川幕府に反旗を翻そうとする者を次々に斬り倒していく。しかし、仲間は1人また1人と倒されて、ついにはあずみただ1人になってしまう。大坂夏の陣の際、自害する豊臣秀頼を介錯したあずみは、やがて戦う虚しさを覚える。そして、徳川方の柳生新陰流の剣士たちがあずみに襲いかかる。徳川に不信感を抱くようになったあずみは、ついには徳川家康を暗殺してしまう……。

徹底したヴァイオレンス描写と確かな構成で漫画ファンをはじめ、歴史ファンにも高い評価を得ている。

作●小山ゆう（小学館）

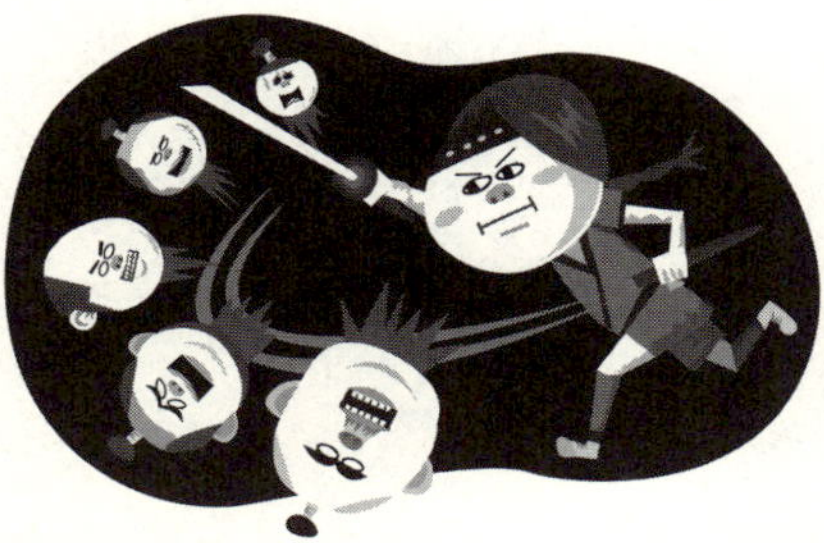

時代漫画ならではの表現を疑う

まず、はじめに断っておかねばならない。

この項、題材が『あずみ』となっているが、本当のところは『あずみ』じゃなくたっていいのである。古くは手塚治虫の『どろろ』、白土三平の諸作、平田弘史の剣劇もの。新しくは井上雄彦の『バガボンド』。なんだっていいのだ。チャンバラが描かれた漫画であれば、たいがいこの項で取り上げる題材に当てはまってしまう。

ここで扱うのは、漫画ならではの誇張表現についてだ。

平和な現代に住むわれわれは、幸いにして人と人とが斬り合う風景を実際に目にすることはない。むろん、政局が不安定でつねに人と人とが殺し合う地域も世界にはある。しかし、そこで行われているのも、あくまで銃器を使用した近代戦であって、刀や剣を使っての斬り合いではない。斬り合いというのは、現代ではほとんど見ることができないものなのだ。

誰も見たことがないものを描こうとすれば、たとえそれが実際にあり得なくても、絵になるフォトジェニックな殺し方が幅をきかすようになって当然だ。誰がはじめたのかわからないが（少なくとも漫画の分野での創始者は白土三平だと思うが）、その人に罪はない。

首斬り——ここで取り上げるのは、それである。

ついつい首を斬ってしまうのは猟奇殺人者か!?

『あずみ』において問題となる首斬りシーンは、主人公あずみが柳生派の刺客数十人と往来で対決するところに出てくる。

あずみはその剣で一撃のもとに刺客たちの命を奪うか、腕や足を傷つけて戦闘能力を奪うかして窮地を逃れるわけだが、このとき刺客の一人がまるごと首を斬り落とされているのだ。あずみの剣の一閃《いっせん》によって刺客の首は落とされ、地面に落ちていく。

すでに本書で何度も述べたように、人は頸動脈を切られては生きていられない。数分ともたずに絶命すると見ていいだろう。死因は頸動脈切断による出血多量（失血死）だ。したがって、攻撃する側としては、首を斬り落とす必要はまったくない。ただ、確実に頸動脈を損傷させるだけでいいのだ。だから、首を斬り落とすとするなら、

①勢い余って首を斬り落としてしまった
②斬る人が、首を斬り落とすのが好きな猟奇殺人者だった
のいずれかであると思われる。

あずみの場合、その性格から判断して、②であることはまずあり得ない。いや、あずみばかりでなく、古今東西の首斬りシーンを演じた剣豪たちも②だったことは、ほとんどないのではないか。殺人剣の目的は、ただ相手の命を奪うことにあるのだから、わざわざ好き好んで首を斬り落とす必要はない。

ましてこのときのあずみの場合、四方八方を敵に囲まれているのだから、仮に猟奇的性向があったとしても、首斬りを愉しんでいる暇はないはずだ。さっさとこの場をやりすごして立ち去るのが賢明である。喜んで首を斬っているうちに、思わぬところから刺客が顔を出さないともかぎらないわけだから。

以上のことから判断して、あずみないしは首を斬り飛ばした剣の達人たちは、みな①の理由――勢い余って首ごとやってしまったことになる。

そうそう斬り落とせない首

しかし、首を刀で斬り落とすというのは、けっして容易な作業ではない。なぜなら、首の骨――頸椎骨《けいついこつ》というのはとにかく硬いものだからだ。日本刀程度で斬り落とすことはできない。おそらくは、どんな剣豪の剛剣でも首の骨に当たったら、ちょうど刀で岩に打ちかかったときのように、刃こぼれしてしまうことだろう。切腹のときに首を斬り落とす「介措人《かいしゃくにん》」についても、一刀で首を斬り落とすということは、ほとんどなかったのではないだろうか?

『あずみ』に話を戻せば、このときのあずみの刀が刃こぼれしていたら大変なことになる。次々に刺客は襲ってくるわけだから、次からはその刃こぼれした刀で戦っていかねばならない。これは苦しい。

まして、人の肉を斬れば刀には脂肪がべったりとついてくる。肉切り包丁だって、刀身を拭くことなしにずっと肉を切り続けていれば、切れ味が鈍ってくるものだ。それは日本刀の場合も同じだ。刃こぼれして、なおかつ人の脂のべったりついた剣で戦うというのは、いくらあずみが剣の達人でも、不利な条件だと言わねばならない。

つまり、首を一刀のもとに両断する、などというのはできない相談なのである。もし仮に斬ることができたとしても、真の武芸者はそんな効率の悪いことをするはずがない。頸動脈さえ斬ればいいのだから、わざわざ頸椎骨まで斬らなくてもいいというわけである。

ムダばかりが目立つ首斬り剣豪

では、首を斬り落とすのはまったく不可能なのか？　むろん、できないことはない。日本刀では難しいが、それ以外の道具を使うならば可能だ。

その代表的な器具は、西洋で処刑に使われたギロチンだろう。十分な重さを持つ刃に、落下のエネルギーが加われば、首は椎骨ごと斬り落とされ、ポロリと落ちる。あるいは映画『13日の金曜日』のジェイソンのように、チェーンソーを使うという手もある。この場合も、高速回転する刃という運動エネルギーを使用しているわけだ。つまり椎骨の切断は、十分なエネルギーが加わってはじめて可能になるのだ。人間の非力な腕と日本刀ではどうにもならない。

すると、ここで疑問がわいてくる。いまここに、解剖台の上に乗り、解剖される予定の人間の死体があったとする。この人間の首を斬り落とすことはできないのかということだ。日本刀で斬れないのなら、メスで切れるはずはないではないか。

ところが、これは意外に容易な作業なのである。すでに述べている通り（二六ページ参照）、人間の骨と骨は靭帯でつながっているからだ。

首の皮膚を切り、肉を断っていけば、やがて椎骨が見えてくる。頸椎骨は七つあって、これが靭帯でつながっているが、椎骨と椎骨の間は五ミリくらいあって、そこに椎間板という軟骨がクッションの役割を持って介在する。これらを切ればいいのである。それだけで首はポロリと落ちてしまう。これはわざわざ日本刀を持ち出す必要はない。

それゆえ、侍同士の斬り合いの場でも、まったく首が落ちることがなかったとは言い切れない。首めがけて振るった刀が、たまたま椎骨同士をつなぐ関節の部分に当たれば、首は落ちてしまうこともあり得るからだ。ただし首の関節の位置なんて、たとえ解剖学の教授であっても外から見ただけでわかるものではない。だから関節を狙って斬りつけることは不可能で、たまたま振るった刀が関節に当たるというラッキーな場合だけ首は落ちることもある。

『あずみ』の場合も、あずみが斬った刺客の一人は、たまたま関節部に刀が当たり、首が落ちたのだと言うことはできる。

だがすでに述べた通り、命を奪うことが目的ならば首を斬り落とす必要はない。二の太刀を出すためには、頸動脈を斬って刀を返し、別の刺客に向かって刀を振るったほうが効果的だからだ。首を斬り落としてしまう剣術は、どう考えても効率が悪くエレガントではない。

劇画で首斬りシーンを見たならこう思うといい。「あっ、こいつはたいした刀の使い手じゃないな」と。首を斬り落とす剣豪は、わざわざやらなくてもいいことをやっているという意味で、真の剣豪ではないのである。

名作「死体」の検証学Ⅱ

『病院坂の首縊りの家』

前時代的な複雑にして不可解な血縁関係から起こってしまう、おどろおどろしい猟奇殺人事件。あの吊された首から流れ出た血液が語る衝撃の真実!!

▼

金田一耕助は、パスポートの写真を撮るために古い写真館を訪ねる。そこで結婚記念日の写真撮影を依頼に来た女性と出会う。その女性に不審なものを感じた金田一は、撮影に指定された首縊りの家と呼ばれる屋敷に店主とともに様子を見に行く。そこには風鈴のように吊された、血を滴らせる男の生首があった……。大人気を博した監督・市川崑&主演・石坂浩二による「名探偵金田一耕助」シリーズ最終作。猟奇描写がもっとも優れていると、横溝ファンの評価も高い。原作者の横溝正史が特別出演している。

監督●市川崑　原作●横溝正史　出演●石坂浩二／佐久間良子／桜田淳子／草刈正雄／ピーター

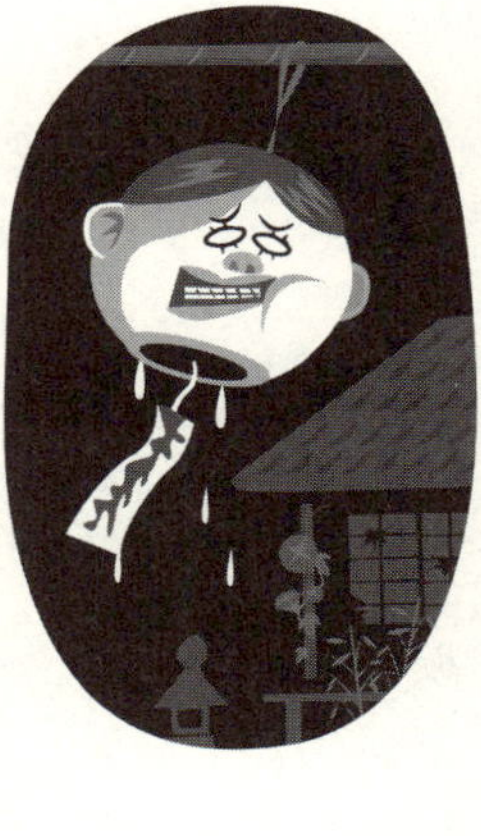

血の雨が降る『病院坂の首縊りの家』

誤って指を切れば、赤い血が流れてくる。膝小僧をすりむけば、膝に血がにじむ。そういうさまを見ているせいもあるのだろう。「切れば血が出る」因果関係は、われわれの頭に刷り込まれていて、なかなか取り払うことができない。

だから仮に死んだ人の身体を切ったとしても、当然血は流れ出るものだろうとわれわれは思ってしまう。

しかし、実際にそんなことがあり得ないのは、すでに指摘した通り（三三ページ参照）である。死んだ人は心臓が止まっているから血流もない。

だから死んだ人をいくら切り刻んでも、身体の構造上、派手に血が出ることはあり得ないのである。

ところがここに、そういうセオリーをいっさい無視して、スクリーンに血の雨を降らせまくった映画がある。

市川崑監督・石坂浩二主演の「金田一耕助シリーズ」の最後の作品『病院坂の首縊りの家』だ。

実は自ら望んだ生首風鈴の正体

問題の「死体切断」が、この映画のストーリーにとって重要な根幹となっていることはまちがいないだろう。

廃屋「首縊りの家」で、風鈴に見立てて吊された生首。

いったい誰が、なんのためにこんなことをしたのか。これがこの物語の最大の謎になっているのだ。

本来、こうした推理もので真相を明かすのはマナー違反とされているが、ここでは便宜のためにあえて禁を破ることにしよう。

まず吊されていた生首であるが、これはジャズ・バンド、「アングリー・パイレーツ」（怒れる海賊たち）のリーダー・山内敏男（あおい輝彦）のものである。敏男は殺されたのではなく、事情があって自殺したのだ。

むろん死んだ人間が自らの意志で風鈴になることはできないので、これは第三者のしわざである。この第三者に当たるのが、敏男の妹・山内小雪（桜田淳子）と、旧家・法眼家の奥方・法眼弥生（佐久間良子）であった。

生首を風鈴にしてぶら下げるのは実は敏男の遺言であって、この二人は敏男の遺言を叶えるために、わざわざ死んだ敏男の胴体と首を切断し「首縊りの家」にぶら下げた、というのが事件の顛末である。

ほぼ死に至る動脈切断

さてそこまでわかったところで、この映画の問題の部分にあたってみよう。まず敏男の自殺である。

敏男は自殺するにあたって、ガラス片で自らの首をかっ切って息絶えている。壮絶な死にざまであるが、このこと自体に不審点はない。

人間が刃物を使って自殺しようとするとき、もっとも効果的なのが首と手首に流れる動脈を切断することなのである。

この二ヵ所は部位的にも切りやすく、多量の出血を起こしやすいので、人体の急所となっている。

動脈血は心臓から流れ出る血液で、血流に勢いがあるから、血管（動脈）が傷ついた時点でおびただしい量の血液が流れることとなる。動脈血は人体からその四分の一がなくなると死に至ると言われているが（一六ページ参照）、その量の血液が流出するまでものの一分とかからない。

つまり動脈を切れば、人は即死に近いかたちで絶命するのである。

シャワーノズルで血をまき散らす

敏男がガラス片で首を切ったときに、血が大量に流れ出ている。これは問題ない。しかし、映像を見ていただければわかるが、この血の出方が妙なのである。

この血、どう見ても広がって流れている。なにしろ周囲の壁が瞬時に真っ赤になってしまったのだから。

動脈というのは、赤い水の流れているホースだと考えてもらえばわかりやすい。このホースに、ナイフで切れ目を入れたとしたら、どうなるだろうか？　当然切れ目を入れたところから、水は勢いよく吹き出ることになる。だがその水は、一本の線の軌跡を描くはずで、断じて広がって流れはしない。そこに壁があったとしても、壁全体が真っ赤になるように流れるはずがないのである。

この赤い水を壁一面に広がって流れるようにするためには、人為的な操作が必要になる。切り口にシャワーノズルを取り付けるとか、身体を回転させるとか、ホースそのものを指でつかんでひしゃげたかたちにするとか、ホースになんらかの加工をしなければ血は広がって流れない。

この血の流れ方を見ていると、どう考えても敏男という人は、首にノズルがついた特殊な人間だとしか思えないのである。そんな人間が本当にいるかどうかはともかく、敏男の首はそうなっていないと、この場面は理屈に合わないのだ。

二時間二〇分後でも死体はよみがえる

敏男の自殺の後、法眼弥生が敏男の遺体から首を切り落とすことになる。

ただし、弥生は敏男の自殺の際そばにいたわけではない。敏男のそばにいて、敏男の遺言を聞き届けたのは妹の小雪だけだった。

小雪は敏男が息絶えたのを見取ると、二人の生活の場であり敏男が自殺した場でもあるガレージから車を飛ばし、法眼家の弥生のもとに走る。法眼家はこのガレージから一時間の距離にある、と劇中で触れられているから、弥生が敏男のもとに現れるまで、往復で最低二時間の時間が経過していなければならない。しかもこのとき、小雪と弥生は初対面である。お互いの素性を明かし、その悲しむべき因縁を涙を流しながら語るシーンは、映画の中でもひとつのクライマックスとなっている。ことの経緯を話すだけでも、最低一〇分はかかっているだろう。

つまり、弥生と小雪が敏男の遺体のもとに戻るまでに、最低でも二時間と二〇分の時間が経過していなければならないのだ。

ところが、弥生が生首風鈴を作るべく、手にした鉈で敏男の首を斬るそのシーンでは、敏男の遺体からおびただしい量の血液が噴出しているのである。

すでに述べたように、身体から動脈血が四分の一（成人男子の血液総量は約五リットル。すなわち、約一・二五リットル）が失われればその人は死に至る。だとするならば、弥生が敏男の死体を目にしたとき、敏男の体内には三・七五リットル以下しか血液が残っていないという計算になる。

しかし、そのわりにはこのシーン、派手に血が飛ぶのである。弥生が鉈を振り下ろすたび、壁に、床に、弥生の身体に激しく血が乱れ飛ぶ。どう見ても三・七五リットルより多いことはまちがいない。

さらに、死んでいるのだからこんなに派手に血が飛ぶわけがない。血流が止まってすでに二時間二〇分、いい加減敏男の血液も落ち着くところに落ち着いていないとおかしいはずなのだ。

鉈を振り下ろして首を切断しても、せいぜい切り口にたまっていた血がドロリと床にたれる程度だろう。それが、この場で流れる血液のすべてであるはずだ。

ところがこの映画は、死んだはずの人の身体から、あたかも彼が生きているかのように流血するのである。

人間とは思えない敏男の正体

先の敏男の首ノズルの血液噴射や、死んでからの流血加減を総合すると、敏男は人間ではないのではないかという推測が可能になってくる。

敏男は再生能力を持った異次元の生物に違いない。彼は一回死んでから二時間後には再生できる能力を持っていたのである。

おそらくは首を切って死んだ後、小雪が弥生を迎えに行っている間に、敏男は再生していたのだ。再生してすやすや寝ていたところに弥生が現れて、敏男の首を切断した。だとするならば、この流血もムリなく首肯できるのである。この流血を肯定するためには、そういうSFチックな設定がどうしても必要になってくる。

第二章

「腐敗」事件を解読する

ライフスペース事件——ミイラ化した死体はなぜできるのか

一九九九年一一月一一日、千葉県成田市のホテルでミイラ化した小林晨一さんの遺体が発見された。小林さんは、セミナー団体「ライフスペース」の参加者だった。主宰者の高橋弘二らは、小林さんの遺体について、「死んでいるわけではない」と主張した。翌年二月二二日、高橋弘二と小林さんの長男らは、保護責任者遺棄致死容疑で逮捕された。

ミイラを作るのは大変である

日本のような湿潤な気候を持つ土地では、人間の死体が自然にミイラになるということはほとんどない。放置された死体は多くの場合、腐敗してしまう。

そう考えると、ライフスペース事件の真っ黒なミイラも偶然できたものではない。ミイラのできる条件を意図的に作らないと、ミイラにはなり得ないわけだから、明らかに遺体をミイラにしようという意図が見える。

ミイラというと、古代エジプトのミイラや、日本では東北地方の即身仏や藤原三代のものが有名だ。エジプトなど乾燥した気候のもとでは、ミイラはできやすい。では、東北のミイラはどうしてできたかと言えば、人為的な処置をしていたからだ。

具体的には、ミイラはどうやってできるのだろうか？　人間が死んだ場合、腐敗はつねに内臓からはじまる。胃や腸などから分泌される消化液は、われわれが口から食べた食物を分解する働きを持っている。これが、生命活動が失われたとたん、内臓自身を溶かしはじめるのだ。ここから腐敗がはじまる。

東北などに散在するミイラには、腐敗がはじまる前に肛門から内臓を掻き出して作られたものもある。ちょうど魚の干物を作るのと同じやり方で作った人間の干物、それが東北のミイラである。

また、こういうケースもある。以前、電車に轢かれた遺体の一部がどうしても見つからないことがあった。ある日、整備士が車両を点検していると、電車に遺体の一部が付着して干からびていた。切り離された身体の一部が、一定の速度で走る電車に乗せられていたため、水分を奪われ腐る間もなく干からびてしまったのだ。まさにミイラ状態である。これは人為的ではないが、状況によってミイラ化したケースである。

では、成田市で発見されたライフスペースの男性のミイラ化遺体は、なぜ腐敗しなかったのか？　これは非常に簡単で、遺体が安置されたホテルの室内ではつねに冷房や除湿をきかせて、乾燥した状態を作り出していたのだろう。

そういった状況から考えると、その宗教の死生観がどうであれ、死体を腐敗させず、ミイラ化させようという明確な意図が見える。

さまざまな状態を見せる腐敗死体

ミイラ化しない死体はどうなるかと言えば、当然腐敗が進行する。俗称で私たちはこれを「鬼」という言葉で表現している。

人間の肉体が生命活動をやめてしばらくすると、内臓の腐敗がはじまるのは、すでに述べた通りである。そうするうち、細菌類が繁殖して、腐敗が加速しはじめる。腐敗ガスが発生し、ガス中に含まれる硫化水素が赤血球中のヘモグロビンと結合し、硫化ヘモグロビンと呼ばれるものになる。このとき血液は青く変色する。したがって、肉体も青みを帯びることになる。この状態を私たちは「青鬼」と呼んでいる。

さらに腐敗が進行すると、体内で発生した腐敗ガスが遺体を膨らませはじめる。内部で発生したガスが、出口がないので遺体をパンパンに膨らませ、通常の二倍ぐらいの大きさになる。衣服を着ていれば、衣服がちぎれそうになっている。この頃には、皮膚も徐々に腐敗がはじまり、腐敗独特の赤色に変わる。これが「赤鬼」と呼ばれ、髪の毛も引っ張れば抜ける状態である。

水死体が「土左衛門」と呼ばれるのは、この状態のときのことを指す。水中に沈んでいた遺体が、体内で発生した腐敗ガスによって浮き上がってくる。この時点でかなり死体特有の臭いが出はじめる。殺人現場に立ち会う刑事の中には、現場の凄惨さと強烈な臭いで、もどす人もいる。

この赤鬼の状態から、さらに腐敗が進行すると今度は黒く変色する。皮膚は液体になってずるずる溶け出し、骨が露出する。これを「黒鬼」と呼ぶ。

この後、十分に腐敗が進行すれば白骨になり、これは「白鬼」と呼ぶ。つまり、腐敗は、青、赤、黒を経て、最後は白色になって終わる。

腐敗の進行は、季節やその遺体がどこにあったかという条件によっても当然、異なる。したがって遺体の腐敗の程度により、死亡時期を推定するのは難しい。

カスパーという学者は、空気中に置かれた死体の腐敗の進行度を一とすれば、水中では二倍遅くなり、土中に埋めた場合は八倍遅いと報告している。水温は気温より低いため、腐敗の進行は遅くなり、土中では酸素に触れないため分解が遅れる。もっとも、これはあくまで目安なので、必ずしもこれに当てはまる死体ばかりではないというのが現状である。

ルーシー・ブラックマン事件——完全犯罪を突き崩すDNA鑑定

二〇〇〇年七月一日、元ブリティッシュ・エアウェイズ客室乗務員のルーシー・ブラックマンさんが失踪。一〇月一二日、準強姦容疑で織原城二が逮捕された。その後、織原城二のマンションの近くにある神奈川県三浦市の海岸で、一部が白骨化したルーシーさんの遺体が発見された。遺体は八つに切断され、頭とみられる部分はセメントで固められていた。

ルーシーさんの遺体の行く末

行方不明になっていたルーシー・ブラックマンさんの遺体の一部は、神奈川県三浦市の海岸で一部腐敗、一部白骨化した状態で発見された。通常、白骨化するのは空気中で三ヵ月、土中では二、三年ほどが目安とされている。失跡したのがおよそ七ヵ月前だから、土中・空気中が相なかばする状態だったのだろう。

私はこのニュースが報道されるまで、ルーシーさんの遺体は発見できないのではないかと思っていた。織原容疑者がモーターボートを持っていて、なおかつマンションの部屋からセメントが発見された点から見て、セメントで固められて海に遺棄されたのではないかと考えていた。だから、この発見には正直なところ、意外の感さえ抱いた。

警察の遺体発見が発表されたのは、二〇〇一年の二月はじめのことだった。もっとも、見つけてすぐにそれがルーシーさんのものだと断定できたわけではない。遺体が彼女のものだと確定されたと報じられるまでには、かなり長い時間がかかっている。

だが不思議なことに、遺体の発見が報じられると同時に、警察はすぐさま英国大使館に連絡を入れている。もしこれがルーシーさんの遺体ではなく別人のものだとしたら、とんでもないことになっていた。まちがえて大恥かいたうえに「日本の警察は何をやっているんだ!」と言われて国際問題になってしまう。それにしては、警察は明らかに遺体はルーシーさんのものとして動いている。おそらく、遺体発見のニュースが報道される前にその遺体がルーシーさんのものである、と断定できるだけの捜査をしていたのだろう。

逮捕された織原容疑者は、一九九二年から日本人女性三人、外国人女性三人に対して、睡眠導入剤を飲ませ、何度か暴行をはたらいている。おそらく、ルーシーさんに対しても同じことをしたのではないだろうか。彼の部屋からルーシーさんの髪の毛が発見されたり、ルーシーさんの頭部を固めたと思われるセメントが発見され、状況証拠は十分であるからほぼまちがいない。だが、犯行の決定的な証拠がない。それで逮捕の理由も殺人容疑ではなく、準強姦容疑になっているのだ。

白骨化した遺体が、なぜルーシーさんなのか？

ルーシーさんの遺体は発見されたときには、すでになかば白骨化していたという。白骨化するほどに原型をとどめていない遺体を、なぜ警察はルーシーさんのものであると断定することができたのか。

これは、ＤＮＡ鑑定による。ＤＮＡの鑑定をするためには、かなりまとまった数の細胞が必要になるのだが、現在はＰＣＲ法といって細胞が一個あれば、それを倍々に増やして鑑定ができるようになった。ようするに髪の毛一本でもあれば、ＰＣＲ法によって

DNA鑑定ができるのだ。この方法が捜査に使用されはじめたのは一九九二年のことで、私が現職だったころにはまだ開発されていなかった。

人間の細胞内のDNAは、指紋と同じようなもので、同じものは何億分の一の確率でしか発見できないそうで、まず同じものはないと見ていい。

ルーシーさんの場合は、髪の毛が残されていた。彼女の髪の毛から採取したDNAと、遺体の骨から採取したDNAがぴたりと一致したからこそ、三浦海岸の遺体はルーシーさんのものだと断定できたのだ。むろん、それだけでは（何億分の一の確率ではあるが）、別人のものである可能性もないわけではない。そこで役立ったのがイギリスから取り寄せた歯医者のカルテだった。歯の治療痕が断定の決め手となったのだ。

もし仮に、ルーシーさんの髪の毛が残っていなかったとしたらどうするか。彼女の細胞が残っていなければ、見つかった遺体をルーシーさんのものと判断できないではないか、ということになるが、その場合にはルーシーさんのご両親のDNAを採取すればいいのだ。そこからルーシーさんのDNAを知ることができる。あるいは、彼女が生前使っていた歯ブラシには、口腔内の細胞がたくさん付着しているので、それからDNA鑑定もできる。

細胞一個から、場合によっては遺族の細胞からも遺体の身元を知ることができる。もはや警察の科学捜査は、遺体が発見されたら即座に身元がわかるという段階に至っていると言っていい。

名作「死体」の検証学Ⅲ

『羊たちの沈黙』

若い女性だけが狙われた猟奇事件。死体は皮を剥がれ、腐っていた。しかし、犯人が皮を剥いだ後に見えた肉は、あまりにもきれいすぎる。あの死体は本当に腐っているのか？

▼

若い女性を殺し、その皮を剥ぐという猟奇連続殺人事件が発生する。犯人像を割り出すため、ＦＢＩ訓練生のクラリスは、獄中にある天才精神科医にして殺人鬼のレクター博士と面会する。彼に犯人像のヒントを聞き出そうというのだ。レクター博士は、クラリスが自分の過去を話すという条件で協力する。トマス・ハリスのベストセラー小説を映画化。アンソニー・ホプキンスの巧みな演技がストーリーに緊迫感を与えている。続編の『ハンニバル』も映画化され大ヒットを記録した。

監督●ジョナサン・デミ　出演●ジョディ・フォスター／アンソニー・ホプキンス／スコット・グレン／テッド・レヴィン／アンソニー・ヒールド

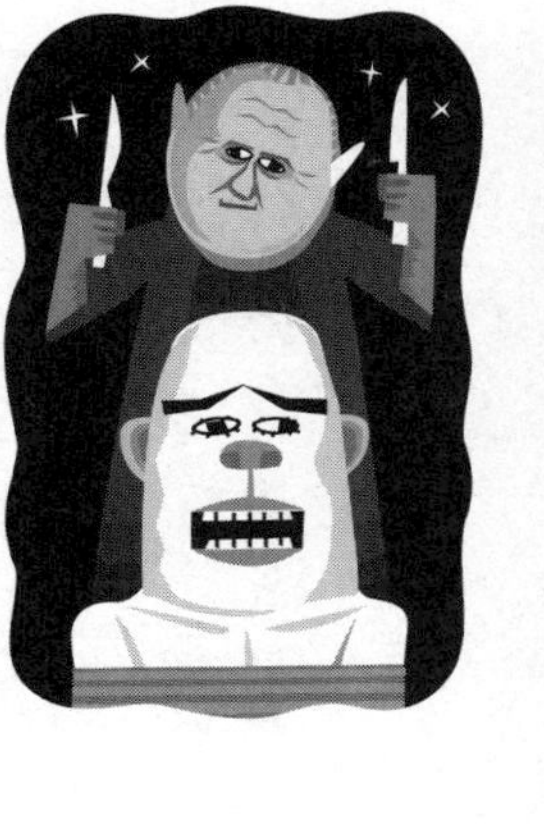

いつか役に立つ監察医の見分け方

若くて大柄な女性ばかりを誘拐し、殺害後に生皮を剥ぐという連続殺人鬼、バッファロー・ビル。ここではまず、この猟奇殺人者によって殺された、あわれな女性の死体について検分してみたい。

新しい被害者の遺体が川から上げられた。ＦＢＩの上官とともに、主人公クラリス（ジョディ・フォスター）は現場に急行する。やがて覆いが取り除かれ、死体が明らかになるが、その前にクラリスも上官も鼻の下に薬品を塗っていることに気づかれた方も多いことだろう。これはおそらくメンソレータムのような軟膏のたぐいだろう。腐乱した死体の臭いをごまかすためだ。

腐乱した人間の肉体は、真夏に大量の生ゴミが腐って放置されたときのような強烈な臭いを発する。マスクをしたぐらいではとうていごまかせない、常人には苦しい臭いである。これに耐えるべく、鼻の下に薬品を塗るというのは確かに理屈に合っている。

しかし、このシーンで鼻の下に薬を塗っていない人物、メガネをかけたハゲ頭のスーツ姿の男がいたのを記憶しているだろうか？

彼が監察医だということが、この事実からわかるのである。検死をする監察医は、臭いをごまかしてはならないのだ。

たとえば、青酸カリの臭いがするかもしれない。口に近づいてアルコールの臭いがすれば、死ぬ前に酒を飲んでいたことがわかる。ホルマリンの臭いがすれば、一時的に保存されてから川に遺棄されたということになる。

死体と対話するのが職業の監察医が、死体が臭いで訴える何かをごまかしてはならないのである。

この場で鼻の下に軟膏を塗ってもいいのは、ＦＢＩの捜査員だけなのだ。

レクターの執刀技術を疑う

特別収容所を出て州立の裁判所に一時収容されたレクターは、守衛二人を殺害した後、あろうことか守衛の顔面の皮膚を切り取ってマスクとし、瀕死の守衛のふりをして救急車で運ばれ、みごと脱走に成功する。

まさに残虐をいとわぬ狂気の天才だけがなすことのできる所業であり、その意外な脱走術には、誰もが舌を巻いたことだろう。

さて、この人面マスクであるが、誰にでも簡単に作れるようなシロモノではない。なぜなら、顔というのは人間の身体の中でも、目・鼻・口・耳と、非常に起伏に富んだ部位だからだ。よほど腕利きの外科医か、料理人でもなければきれいに切り離すことは不可能である。大手術になるから時間も相当に要するだろうし、果たしてレクターが持っていた食事用のナイフ程度で、この大手術が敢行できるものなのかどうか非常に疑問である。それに、レクターは医者は医者でも、けっしてメスを持つことのない精神科医である。猟奇殺人鬼ではあったけれども、それは人を切り刻むのではなく、かじりつくものだったから、それほどに執刀技術が発達していたとはどうも考えがたい。

レクターのマスクはゴムつきだ！

百歩ゆずって、レクターがブラックジャックなみの執刀技術を持っていたとしよう。だが、ここでクールな完全無欠の殺人鬼・レクターの意外なマヌケさが明らかになるのである。

人間の皮膚は、あらかじめ引っ張られた状態で肉体をとりまいている。当然、これを切り出してしまえば、引っ張っていたゴムから手を離したときのように縮んでしまい、くるくると丸まってしまう。

仮に、われわれの手の皮をきれいに切り出したと想定しよう。その状態で、もう一度その手に切り出した皮膚が手袋のようにつけられるか、といったら答えは否である。皮はくるくると丸まって、手にはまってはくれないはずだ。しっかりと縫合するか、手首に鍵状の器具をつけ、紐でゆわえるとかしなければ、手の皮は元の形に収まってくれない。

したがって、レクターが守衛の顔の皮をかぶるためには、あのお祭りで売っているお面のように、自分の頭からずり落ちないような工作をしなければならないはずだ。最低でも皮の上下左右をゴムで引っ張って固定するなどしなければならないのである。

そう、レクターは脱走のためにいそいそとゴムつきのお面を作っていたのだ！

節分の鬼かお祭りのお面か、クールな殺人鬼が意外にマヌケなことを、マメにやっていたことになる。

縫い合わせられる皮膚を作る苦労

バッファロー・ビルは、女の皮膚を縫い合わせ、それを着たいという願望を持つ殺人鬼である。屋敷の中にある井戸に女を閉じ込めて苦しむさまを眺めながら、自らはミシンを使って皮膚を縫い合わせている。このまま逮捕されずにいたならば、彼はきっと念願の女の皮膚で作った服を着て、鏡の前でダンスを踊ることができただろう。

だが――それを実際にやろうとするなら、とんでもない根気が必要になる。

まず、人間の皮を剥いだからといって、それをそのまま着られるわけではないのはおわかりだろう。人間の皮膚だってナマモノである。放っておけば腐ってしまう。

したがって、腐敗を防ぐために、防腐加工をしなければならない。一番適当なのはホルマリンに一度漬けて、皮膚から酸素を奪ってしまうことだろう。酸素を奪うことにより、細菌やカビなどが繁殖できない状態を作り出すのだ。

だがすでに述べたように、切り出した人間の皮膚は、そのままではくるくると丸まってしまうため、無造作にホルマリンに漬けてもダメだ。ちゃんと引っ張って固定して、すっかり伸びた状態にしてから行わねばならない。いずれにせよ、なかなか手間のかかる作業である。

引っ張った皮膚を、そのまま収納できる大きさの桶のようなものも必要だ。一般の家庭ならバスタブが適当だろうが、バッファロー・ビルの家のバスタブには腐乱死体が入っていた。とすると、バスタブ以外の桶ということになる。家の中に井戸があるぐらいだから、そのぐらいの桶があってもおかしくはない。

しかし、そこからの作業もまた山あり谷ありで大変である。ホルマリンを十分に浸透させるため、根気よく待った後、今度はそれを取り出して乾かし、ホルマリンを完全に抜かなければならない。

本郷の東大医学部標本室には、見事な刺青の入った人間の背中の皮膚標本が残されているが、あのレベルまでもっていくとしたなら、最低でも一ヵ月はかかるだろう。

当然皮膚は縮むため、縫い合わせて成人男性のバッファロー・ビルが着られるレベルにするためには、いったい何人の犠牲者が必要だったのか気が遠くなる。背中の皮だけ、なんて選り好みをしている場合ではない。

日焼けでむける「表皮」

さて、問題はこの死体である。バッファロー・ビルは若い大柄な女を襲い、その死体の皮を剥ぐ異常殺人者だ。だから川から上げられたこの死体にも、背中に皮を剥いだとおぼしき痕が残っている。

だが、妙なのである。

皮を剥いだなら、赤い筋肉が露出しなければならないが、この死体、筋肉が見えていないのだ。白くただれたようになっている問題の箇所は、どう見ても筋肉ではない。皮下脂肪なのではないかという気がする。皮下脂肪は腐ると白っぽく変色するので十分その可能性はあり得る。

しかし、それにしては皮膚が生前と変わらない気がする。これは表皮が剥がれているだけなのではないかと思えるほどだ。

表皮とは、夏、日焼けしたときなどにペロペロとむけるあの皮のことだ。それがきわめて薄い皮であることは、読者の方々もご存じであろう。

さすがの猟奇殺人鬼バッファロー・ビルといえども、これを縫い合わせて着るなんてことは不可能だ。

皮膚は表面を表皮と言い、その下に真皮があり両方を合わせて皮膚と言っている。真皮の下は皮下組織と言って脂肪などがあり、その下に筋肉がある。構造上から皮膚を縫い合わせると言えば、真皮を含めなければ縫合することはできない。

しかし、この死体は腐敗しているから、傷跡の状態が変わることは確かにあり得る。表皮を剥いだだけ、と判断するのは早計だ。もっと死体をよく見てみなければならないであろう。

あまり腐っていない死体は臭くない

ところが、見れば見るほどこの死体おかしいのである。

鼻に軟膏を塗るほどに、臭いを発していたとはどうしても思えない。もし、がまんならない臭いを発するほどに腐敗が進行しているならば、体内にたまった腐敗ガスでもっとブクブクに膨れ、「赤鬼」状態（六一ページ参照）になっていなければおかしい。ところが、この死体はそうはなっていない。

腐敗の進行は、空気中より水中のほうが二倍ほど遅いはずであるから、そんなに腐っていないのはうなずけるし、皮膚を切っているため腐敗ガスが抜けてしまうということも考えられなくはない。

だがこの死体の肌の色は、まだ生前の面影をありありと残しているではないか。腐敗した死体は、こんな色ではあり得ない。なにしろ、「青鬼→赤鬼→黒鬼」で白骨化していくわけだから、腐敗の過程にあるならばいずれかの状態でなくてはおかしいのである。

水中の死体には、いろんなおみやげが

被害者の遺体を調べるうち、クラリスは口の中から蛾のサナギを発見する。これがアメリカには生息しない特殊な蛾であることから犯人像は絞られ、捜査は大きく進展する。

このとき検死に立ち会った監察医は、それが虫のサナギであることを示唆した後、不思議そうに「水の力でノドに詰まるかな」と言っている。これは本当にその通りで、木の葉程度ならともかく、水の力で生物がノドに詰まるというのはきわめて稀なことだ。誰かに詰め込まれでもしなければあり得ない話なのである。

ただし、水中の死体が生物の侵略からまったく切り離されて存在できるかと言えば、むろんそうではない。むしろ、ふつうの魚より大きな人間の身体が、生物に見つからずに存在できるほうがおかしい。

だから川から上げられた死体には、たいがいザリガニなんかが大量にくっついてくるものだ。東京湾あたりなら、ダボハゼが衣服の間に入ってぴちぴちはねている。

自然は、人間だからといって特別に扱ったりしてくれないのである。これから入水自殺される方は、そのあたりを考えてから行動に移したほうがいいだろう。

名作「死体」の検証学Ⅳ

『セブン』

誰もが納得するみごとなデブ男の死体造型は、さすが名監督。ところが、衰弱したミイラ男に怪しいところを発見！　ミイラのくせに、どうしてそんなに元気だったのか !?

▼

退職間近の刑事サマセットと新人刑事ミルズは、異様な連続殺人事件の捜査にあたる。死ぬまで食事を強要された肥満の男、血まみれで殺された敏腕弁護士……。それぞれの現場には「大食」「強欲」の文字が記されていた。この事件は、キリスト教における７つの大罪に基づいて行われていたのだ。残る５つの殺人事件を阻止するため、捜査を続けるサマセットとミルズをあざ笑うように犯人の魔の手が迫る。世界中で絶賛された、秀逸なホラーサスペンス。

監督●デヴィッド・フィンチャー　出演●ブラッド・ピット／モーガン・フリーマン／グウィネス・パルトロウ／ジョン・C・マッキンリー

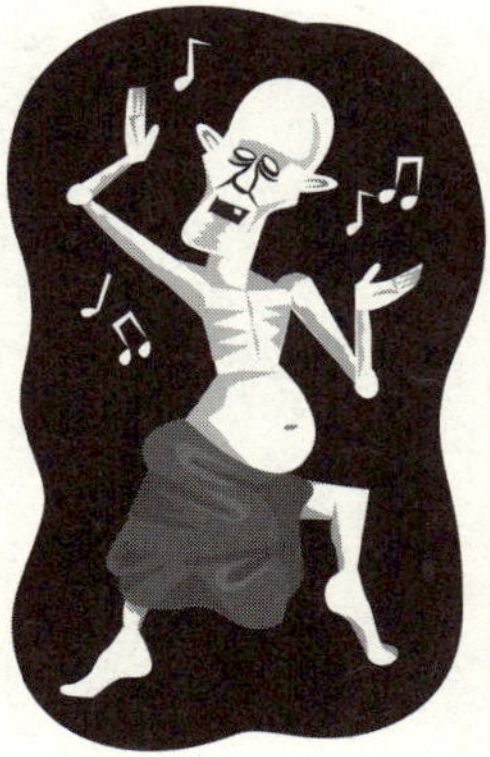

増え続けるニセモノ死体と、ホンモノの死体

死んだ人間の肉体は、ナマモノである。だから当然、放っておけば腐る。しかし、われわれは通常、腐っていく死体をダイレクトに見ることはない。少なくとも日本ではそうだ。死んで生命活動のない無機物の塊となったわれわれの身体は、入棺され、荼毘に付され埋葬される。

だから、われわれは腐った死体がわからない。それがどんな色をしていて、どんな臭いを発していて、どんな姿をしているのか、まったく知らない。

かくしてフィクションの世界には、実にいい加減な死体が頻出することになる。見る側もわかっていないし、作る側も知らない。わからないこと、知らないことをさもありそうに描こうとするから無理が生じてくる。先に取り上げた『羊たちの沈黙』の腐乱死体が、まさにそうであった。

しかし――新進気鋭の映画監督、デビッド・フィンチャーは、スクリーン上で目を見張るほどに精巧な死体を演出してみせた。アカデミー賞に腐乱死体造形賞なんてものがあれば、真っ先に特賞を与えたくなる作品――それが『セブン』である。

ほとんどホンモノの「肥満男の死体」

月曜日、新任のミルズ刑事とベテランのサマセット刑事は、殺人事件の現場に急行する。現場では、これ以上ないほどブクブクに太った肥満体の醜悪な男が両手足を縛られ、スパゲッティの皿に顔を突っ伏して息絶えていた。「大食」の名で殺されたこの男は、後に解剖され、死因は腹を蹴られたことによる内臓破裂と診断される。食べすぎで死ぬというのは、何度も嘔吐することで胃が切れ、あるいは別の原因で嘔吐を繰り返し出血する、**マロリーワイス症候群**[†2]の可能性もあるが、ここではおいておこう。

ここで話題にしたいのは、この肥満男の死体である。スパゲッティに顔を突っ込んでいるシーンや、「四人がかりで乗せた」という解剖台の上の死体など、ホンモノを使っているのではないかというほどによくできている。

何度もたとえにあげて申し訳ないが、『羊たちの沈黙』の死体が着ぐるみのライオンだとするなら、『セブン』のそれはホンモノの獅子だ。画面に映し出されたときのリアリティが、全然違っているのである。とにかく、死体の造形に関しては『セブン』は群を抜いている。

†2　たび重なる嘔吐や、ひどい吐き気などによって引き起こされる症状。食道と胃を結ぶ部分の粘膜が切れて、そこから大出血を起こすことがある。

ここまで持ち上げたからには、なぜ優れているのか解説しなければならないだろう。解剖台の上のデブの死体は、次の二点においてホンモノと変わらぬリアルさを保っているのだ。

決め手は死斑と樹枝状血管網

解剖台の上のデブ死体のリアルさを支えているもの——その第一は死斑（三〇ページ参照）である。これがどういったものであるかは、酒鬼薔薇聖斗事件の項でも触れた。『セブン』のデブ死体は、この死斑が非常にリアルに造形されていて、まさに真に迫っている。

第二は、**樹枝状血管網**[†3]と呼ばれる、死後時間が経った死体に独特の相が体表に表れている点だろう。

人間の血液が赤いのは、血液内の赤血球中に含まれるヘモグロビンが、酸素と結びついて赤くなるためだ。しかし、人間が死んでしばらく時間が経つと、これが硫化水素と結びつき、硫化ヘモグロビンと呼ばれる物質に変わる。硫化ヘモグロビンは、青い色を

†3　死体の表面に表れる樹枝状の模様。血液中に含まれるヘモグロビン（赤色をしている）と呼ばれる物質が、死後血管の外に染み出て、硫化ヘモグロビン（青色をしている）に変化することで形成される。主に、上胸部、下腹部、大腿部などに顕著に表れる。

している。

一般に、死んだ人の身体が全体に青味を帯びるのはそのためだ。死んで時間が経っていない状態なら、肌が血色を失い青白くなる。われわれがふつう、お通夜のときなどに見る亡くなった人の遺体は、この状態になっている。

ところが、ある程度の時間が経つと死体は腐りはじめる。

腐敗が進行していけば当然、血管も腐る。腐った血管に血液がにじみ出るので、皮下の血管が赤褐色にあるいは青藍色に変色して、体表に見えてくるのが樹枝状血管網である。文字通り木の枝のように赤い、あるいは青い血管が体表に広がるのだ。

『セブン』のデブ死体は、このあたりもリアルに再現している。この作品のビデオを観たときは「これホンモノじゃないの？」と言ったくらいだ。おそらく、十分な技術監修を受けたうえで撮影を行ったのだろう。

血色のいいミイラ人間

以上のように、死体造形において他を大きく圧倒する『セブン』であるが、残念ながら手放しに営めることができない箇所も存在する。そんなはずはないだろう、というところはやっぱりあるのだ。

問題となるのは、「貪欲」の弁護士に続き発見された、「怠惰」の男である。

「怠惰」男の状態を一言で形容するならば、蒼白なミイラと言えるであろう。

ミイラとは、人間の干物であるから、肌の色はこの男のように白くはならず、水分を失い黒っぽくなる。だが、ガリガリに痩せさらばえて骨と皮だけになった男の顔は、ミイラとしか表現のできない凄惨さをもっている。

およそ生きているとは思えない彼だったが、ギリギリのところで命脈を保っていた。医者の診断によれば、およそ一年間ベッドに縛りつけられ、身動きのできない状態にされていたらしい。むろん、食事（あるいは栄養剤か？）は与えられていたのだろうが、これだけ痩せてしまったのは極度の栄養失調によるものだろう。

死体の造形の点では最高得点の『セブン』の弱点は、ここにある。栄養失調で衰弱しきっているにしてはこの男、あまりにも身体が健康なのだ。足など明らかに健常者のものので、歩行可能なのはもちろん、走ることだってできるだろう。あばらは浮き出ているものの、腹は健康そうに膨らんでいるし、とても栄養失調の腹ではない。

思うに、フィンチャー監督もこのシーンには相当ジレンマがあったのではないだろうか。デブ死体のリアルさに比して、このミイラ人間の造形はあまりにもお粗末だからである。

おそらく、『セブン』のスタッフの中には、医学知識を持った考証係がいたはずだ。そうでなければ、あれだけリアルなデブ死体は作れないだろう。目を皿のようにしてエンドロールを眺めれば、そのクレジットも見つかるかもしれない。

その考証係は、まちがいなく言ったはずだ。

「監督、まずいです。この男、栄養失調にしては身体が健康すぎます」

ここでフィンチャーはじっと考えた……かどうかはわからないが、おそらくは一瞬、リアリズムとフィクションのダイナミズムを秤にかけたに違いない。

第三章　「毒殺」事件を解読する

和歌山ヒ素入りカレー事件——きわめて稀な毒＝「ヒ素」

一九九八年七月二五日、お祭りでカレーライスを食べた住民四人が死亡、約六〇人が治療を受けた。当初は食中毒と見られていたが、死亡した四人からヒ素が検出され、殺人事件として捜査が行われる。一二月九日、和歌山県警は、現場の近所に住む林眞須美を、近隣住民の殺害目的でカレーに毒物を混入した殺人、殺人未遂容疑で逮捕した。

最初の診断は「集団食中毒」

あるテレビ局から依頼があり、私は現地からこの事件を解説したことがある。ただ、そのときこの事件に使われた毒物はヒ素ではなく、青酸だと発表されていた。私も当然、青酸混入事件としてのコメントをした。

もともと、この事件は発生当初、集団食中毒と見られていた。保健所の医師が、インタビューに応じてそう答えたからだ。病院での対応も同じで、病院に収容された人のほとんどが、当初食中毒の治療を受けていた。しかし、食べてすぐの食中毒というのもおかしい。

やがて、子どもを含めた四人の死者を出すに至り、和歌山県警も毒物検査と亡くなった四名の遺体の**司法解剖**[†4]を行った。その結果、青酸反応が見られ、この事件が青酸混入事件として大きく取り上げられることになったのだ。

私がテレビにコメントしたのは、ちょうどこの事件が青酸混入事件として大きくクローズアップされてすぐのことだった。だいたい、以下のようなコメントをしたのを覚えている。

「青酸化合物をカレーに混入させたとしても、相当かき混ぜないと均一にはならない。おそらくは、青酸濃度の濃いところを食べた人が死亡したのだろう。青酸は気化しやすく、鼻を突くような刺激臭があるため、カレーをかき混ぜた際には異臭に気づくはずである。しかし、異臭に気づかなかったのは、屋外で風が強かったためではないだろうか」

†4　刑事訴訟法に基づき、犯罪にかかわっている、またはその疑いのある死体を解剖すること。必ず全身を解剖して、死因を究明する。

祭りと言えば子どもが集まってくるし、カレーの好きな子どもは多い。子どもが食べるカレーに青酸を混入した犯人はけっして許すことができない、とカメラに向かって憤りを爆発させコメントを終えた。

ところがその後、入院中の人々から発疹が出たり、手足のしびれ、赤血球・白血球・血小板《けっしょうばん》の減少が出現した。青酸中毒は速効性があるため、こうした症状はふつう見られるものではない。

やがて、警察庁の科学警察研究所から、改めて毒物の検査結果が発表された。そこではじめて、この毒物の正体はヒ素だということが明らかになった。

ヒ素と聞いて、驚かずにはいられなかった。ヒ素は無味無臭、無色の薬物で、確かにカレーに混ぜても異臭はしない。ただ、過去の日本の殺人事件でヒ素が使われた例はない。ヒ素は少量ずつ長期間にわたって投与し続けると、体内に蓄積し、病気のように衰弱して死亡する。ナポレオン時代の一九世紀のヨーロッパで毒物の王様として恐れられたという。それが現代に使われるとは考えもしなかった。私の中では、ヒ素は現代では使われない、忘れられた過去の毒物になっていたのである。

青酸とまちがえた本当の理由

メディアは警察に説明を求めた。

なぜ青酸とヒ素をまちがえたのか。司法解剖の結果が青酸だったのはなぜか。だが、警察からの回答はなかった。

私もコメントを求められたけれども、部外者の私にわかるはずもない。ただ、一般論として、だいたい次のようなことは言えるであろう。

即効性の毒物としてもっともポピュラーなのは、青酸か農薬である。

食中毒でないとすれば、現場で簡単にテストできる青酸予備試験をするのは当然の成り行きと言える。この予備試験は、青酸イオンの発するオゾンが、グヤアク試験紙に反応して青色に変化することを利用したもので、シェーンバイン・パーゲンステッヘル法と呼ばれている。

ただし、この予備試験は鋭敏度がきわめて高い。青酸以外のものに反応を示すこともままある。私の経験でも、塩素に反応したことがある。だから、あくまでこれは予備試験で、本試験で青酸であることを確認しなければならない。

ところがこの事件の場合、食中毒と騒がれたが、どうも様相がおかしいので現場で青酸予備試験をしたという事情がある。緊急治療の必要もあったので、本試験を待たずに青酸に切り替えて対応したのではないだろうか。

司法解剖の結果も青酸中毒とされたが、これはあくまでも解剖が終わった後の肉眼での診断で、言いかえれば執刀医の感想を述べたものにすぎない。最終診断が下されるのはすべての検査が終わった数ヵ月後で、解剖直後のそれはけっして正確なものとは言えない。おそらくはこれが、青酸とヒ素を取り違えた原因だったのではないか。

あるいは、犯人は青酸とヒ素、両方の薬物を使ったのかもしれないとも思ったが、ふたつの猛毒を混合させて使用すれば毒作用はいっそう強力になる、というのは素人の考えだ。実際は、毒は互いに打ち消し合い、薄まって作用することが多い。薬物についてある程度の知識のある人間ならば、ふたつの薬物を混入させることはないだろう。

続出した毒殺模倣犯たち

和歌山のヒ素カレー事件が大々的に報道されてから、新潟・長野・東京で、類似の事件が相次いで起こっている。アイドルの自殺にともなう後追い自殺のようなもので、ショッキングな事件であるほど、こうした事件の連鎖反応は起こりやすい。

まずは新潟で、職場のポットにアジ化ナトリウムが混入され、出勤してきた人たちが知らずにお茶を入れて飲み、病院に運ばれるという**ポット毒物混入事件**が起きた。

アジ化ナトリウムは、起爆剤として自動車のエアバッグ製造などに使われる薬物だが、体内に摂取すると、眩暈・動悸・下痢・頭痛・卒倒・血圧低下などを引き起こす。幸い、この事件の被害者の命に別状はなかった。

続いて東京で、ダイエット薬と称して中学生約二〇人に消毒薬のクレゾールが送りつけられ、飲んでしまった一人が重症となる事件が発生した。

そして、長野の**青酸カリ入りウーロン茶事件**。

スーパーの店長が、缶がへこんでしまって売り物にならないとして除去した缶入りのウーロン茶を飲んだ。ところが、異様な味がしたので吐き出し、治療を受けて大事には至らなかった。警察が検査したところ、青酸カリが混入していたことがわかった。

だが不幸なことに、この缶入りウーロン茶は一缶だけではなかった。すでに市場に出ていたのだ。五八歳の男性がこのウーロン茶を飲んだ直後に倒れ、病院で死亡していた。この男性はふだんから血圧が高く治療を受けていたことから、「急性心臓死」と診断され、解剖はされていなかった。たまたまテレビのニュースを見ていた男性の妻が、この青酸カリ入りのウーロン茶の事件を知り、「もしや」と思って調べたところ、夫が同じスーパーで買ったウーロン茶を飲んでいたことがわかった。しかし、そのときにはすでに、火葬も済んでいたという。

この男性を診断した医師は、警察に変死届を出していた。したがって、もし長野県に**監察医制度**[†5]があったなら、この男性は必ず警察官立ち会いのもとに行政解剖されていたに違いない。

解剖すれば胃粘膜のびらんと異臭に気づき、青酸化合物による中毒死はすぐに発見できただろう。朝食中にウーロン茶を飲んだということがわかれば、念のため飲食物を押収保存するよう指示されたであろうから、事件への対応も迅速に済んだに違いない。

もし主婦がニュースを見ていなかったら、あるいはスーパーの店長の事件がなかったなら、この男性は永遠に心臓死と診断されたままだったのだ。

†5　伝染病、中毒などの他、死因が明らかでない死体は、警察の要請によって監察医が検死する制度。東京都23区、横浜市、名古屋市、大阪市、神戸市で実施される。

監察医制度は各県に必要だ、ということを痛感させられる事件だった。

ポット毒物混入事件　一九九八年八月一〇日午前八時頃、木材加工会社「ザイエンス」新潟支店で、電気ポットのお湯で淹れたお茶を飲んだ社員一〇人が吐き気を訴えて病院に運ばれた。手足のしびれや吐き気、眩暈、胸やけなど薬物中毒の症状が見られ、うち三人は重傷だったが命に別状はなく四～七日間の入院で全員が退院した。捜査の結果、ポットのお湯の中から毒性の強いアジ化ナトリウムが検出された。翌年二月一一日、元社員の小山内明彦を傷害などの容疑で逮捕。横領の発覚を怖れての犯行だった。この事件以降、同様の手口の事件が続発する。

青酸カリ入りウーロン茶事件　一九九八年九月一日、長野県のスーパー店長が缶入りウーロン茶を飲んだところ、苦くて辛い味を感じたため、すぐに吐き出して警察に届け出た。県警科学捜査研究所で鑑定した結果、青酸カリが検出された。缶の底に直径数ミリの穴が開けられ、接着剤のようなもので塞がれた形跡があった。後に、八月三一日の時点で同店で購入したウーロン茶を飲んでいた中沢一十郎さんが死亡していたことが明らかになった。ウーロン茶を販売したスーパーには、以前、安売りに抗議する電話が数本あったが、事件との関係は不明。

地下鉄サリン事件――ナチスが生んだ猛毒「サリン」

一九九五年三月二〇日、東京の主要官庁が集まる霞ヶ関駅を通る日比谷線、丸の内線、千代田線の地下鉄三路線でサリンがばらまかれた。被害者は、死者一二人、重軽傷者五〇〇〇人以上にも及んだ。その後、オウム真理教教祖の麻原彰晃らが逮捕されたが、実行犯のうち数名はいまだ逃亡を続けている。［二〇〇八年八月現在］

未知の有毒ガスが発生

一九九四年に松本サリン事件が起きたとき、新聞記者からの電話で起こされた。松本市の住宅街で正体不明のガスが発生し、大勢の人が中毒症状を起こしている。いったい何が原因なのか、「視野が暗くなって、涙が出てくる」という症状なのだが、該当する毒物は何か、という質問の電話だった。

私はもともと監察医で、法医学が専門だから、生きている人の状態を聞くよりも、亡くなった人の状態を聞いたほうが事態を想像しやすく手っ取り早い。だから、こう問い返した。

「死んだ人はいるんですか」

すると、「いる」と言った。その人の状態を聞いてみると、死んでいるにもかかわらず、瞳孔が縮小していると言うのである。

ふつう人は死亡すると、神経系の緊張がゆるむ。したがって瞳孔括約筋《どうこうかつやくきん》も弛緩し散大する。つまり、大きくなる。だから死亡の確認には、瞳孔が広がっているかどうかというのが大きな目安になる。

ところが唯一、死んでいるのにもかかわらず瞳孔が縮小するケースがある。それが有機リン系の農薬中毒を起こした場合である。人間が大量の有機リン系農薬を摂取した場合、**副交感神経**[†6]を刺激され、心臓が停止する。同様の理由で、瞳孔も収縮したまま死亡するのである。

新聞記者には「それは有機リン系農薬だ」と確信を持って答えた。その後もテレビや

†6　交感神経とともに自律神経を構成する神経。交感神経が心臓を動かそうとするのに対して、副交感神経は逆に心臓を止めようとするように、交感神経に対抗するようにはたらく。

報道関係者からひっきりなしに電話がかかってきたが、すべて同じ答えをした。翌日の新聞には、「謎の有毒ガス。七人死亡。有機リン系農薬か」というような見出しが載ったのを覚えている。

誰も知らなかった殺人神経ガス「サリン」

有機リン系の農薬による事件は、私も現職の頃にずいぶん数多く経験してきた。

有機リン系農薬は、かつてパラチオン、スミチオン、マラソン、テップなどの名称で、害虫駆除用に市販されていた。昔はこれを、農家でふつうに使っており、防毒マスクをして噴霧する風景は、けっして珍しいものではなかった。しかし、これを自殺や殺人に用いる事件も多発していたし、何よりこの農薬は自然の生態系も大きく破壊してしまうことがわかったのである。一九七〇年に規制ができて以降、現在に至るまで製造も使用も厳しく制限されている。

規制が強化されたことで、ここしばらくは有機リン系農薬による事件も少なかったため、あるいは不用になった農薬を側溝などに捨て、処分したために起きたものかもしれないと思っていた。

ところが、それから一週間ほど経った新聞には、「サリン」という毒物が原因であると発表されたのだ。

サリンという言葉は、いまではすっかり有名だが、当時は耳慣れない言葉だった。私もはじめて聞いたので調べてみたら、第二次世界大戦中にナチスドイツが開発した有毒ガスだという。しかも、そのガスは吸っても接触した皮膚からでも生体内に吸収され、死に至る猛毒だという。

ナチスドイツは結局、これを実戦に使うことなく、敗戦を迎えてしまった。それで、敗戦後のドイツには大量のサリンが残っていたそうだ。実は、このサリンの平和的利用法はないものかと考えて、開発されたのが有機リン系農薬だったらしい。

翌年の地下鉄サリン事件は、この松本の事件がまったく解明されていない時期に起こった。白昼の地下鉄、不特定多数の命を狙うテロ。この時期、誰もがいつどこで噴霧されるかわからない毒物に、戦慄を感じていたのではないだろうか。

それがオウム真理教による犯行だと聞いたときには驚いた。いや、驚いたのは私だけではない。おそらく、日本中、世界中の人が驚いたはずだ。宗教団体が毒物を生産して散布したというのは、世界でも類を見ない事件だったと言える。

長崎・佐賀保険金殺人事件――なかなか死ねない睡眠剤

一九九二年九月一一日、元保険会社営業職員・山口礼子は、交際のあった古美術商・外尾計夫と共謀し、夫の克彦さんを睡眠導入剤で眠らせ海に投げ込んで殺害した。これは水死事故と判断され、約九〇〇〇万円の保険金が支払われた。また、一九九八年一〇月二六日にも保険金を騙し取ろうと、次男・吉則くんに睡眠導入剤を混ぜたカプセルを飲ませて、海に落とし水死させた。

「睡眠」以外に使用されていた睡眠剤

睡眠剤服用による自殺は、一九六五～一九七五年まで非常に多かった。というのも、当時は町の薬屋で誰でも簡単に睡眠剤を買うことができたからだ。妙な言い方だが、入手がきわめて容易で、なおかつ意識不明のまま眠るように死ねるという、その安易さが受けていた。

やがて、睡眠剤も医師の処方箋なしでは入手できないように制限されたので、睡眠剤を使用した自殺は激減したけれども、かといって自殺者の数そのものが減ったわけではない。自殺の手段は昔ながらの首吊りや飛び降り、あるいは電車への飛び込みに代わっただけだった。

また、睡眠剤をそのまま単独で他殺に用いるケースはきわめて少なく、多くの場合、アルコールに混ぜるなどして（アルコールとともに服用すると即効性が出てくるため）眠らせて無抵抗にしてから絞殺、ないしはこの事件のように溺死させるといった別の手段との併用が多い。

それもそのはず、睡眠剤は当然のこと経口服用するものだが、致死量は一〇グラムと言われ、かなり大量に服用しなければならない。だいたい錠剤は一錠〇・一グラムだから、殺人に使おうとすれば、一〇〇錠は飲ませなければならない。飲ませる相手に怪しまれずに一〇〇錠というのは、まず不可能と見ていい。

自殺するにしても、四、五錠ずつ水と一緒に飲むわけだから、飲み終わったときには胃袋が水と薬でガバガバになっている。だから、眠り込んでいるうちに嘔吐してしまい、死ねないというケースも多かった。

また、睡眠剤は死に至るまでに相当の時間を要するため、死んでしまう前に発見されて、救急車で病院にかつぎこまれるという場合も多い。

そういう場合、胃洗浄を施して薬物を吐き出させることができれば、一命はとりとめることができる。

胃洗浄というのは、食道にパイプを突っ込んで、胃まで達したら、じょうろのようなもので体温ぐらいの湯を流し込み、吐き出させるというものだ。荒療治だと思われるかもしれないが、そのぐらいでは目が覚めないのが睡眠剤である。

もうひとつの睡眠剤事件

一九九九年に起きた長崎・佐賀保険金殺人事件では、親しくしていた男性と共謀した容疑者が、夫と実の息子に保険金をかけて殺害した。

この保険金殺人については、まったく同情の余地がないと言っていい。夫を殺し、息子を殺す。たとえどんな事情があろうとも、それが許されていいはずはない。妻は夫に高額な保険をかけ、夜釣りに誘って酒に睡眠剤を混ぜて飲ませ、意識不明にした後、海につき落として事故死に見せかけ、保険金詐欺をしたのである。二年後、次男も同じ方法で殺害、保険金を受け取っていた。許せない鬼母の話である。

最近はこうした事件が増えたが、同じ睡眠剤を用いた事件でも、私の知っているもので、とても悲しいものがあった。

寝たきりの重度身体障害者の息子を持った父親が、息子を殺害した事件だ。父親の職業は医師だった。

息子は、父親が結婚してすぐ生まれた。それから三五年間、母親は息子の世話に明け暮れていた。下の世話から食事の世話まで、母親のつきっきりの介護がなければ、息子は生きられなかったと言ってよい。

七〇歳近くなり、老い先短くなった父親は、考えあぐねた末、苦渋の決断をした。息子を殺害し、自らは睡眠剤を服用して無理心中する。

そうすることで、長年息子の世話で自分の時間を持つことなく生きてきた妻に、自由な時間を与えてやろうとしたのだ。

医師として、あるいは父親として、少しでも苦痛を与えないようにと考えたのであろう。父親は息子にエーテルをかがせ、意識不明にしたうえで絞殺している。息子もまた父親の考えを理解したのか、まったく無抵抗だったそうだ。

父親は息子が息をひきとったのを見届けると、自分も睡眠剤を服用してそのかたわらに横になり、死を待った。

やがて出かけていた妻が帰宅し、父親は一命をとりとめた。その後、父親は警察に自首した。裁判の結果は、**心神喪失**[†7]と判断され無罪だった。

親が子を殺したことには違いないが、この事件には親子の煩悶と愛情が感じられる。

こうした例を思うと、佐賀で金銭のために息子を殺した母親は、やはり許せない。

†7　刑法39条により、精神状態が刑事責任を問えない状態にあること。中等度以上の精神分裂病、躁鬱病はおおむね心神喪失と認定される。

第四章

「射殺」事件を解読する

警視庁國松長官狙撃事件——撃たれた傷からわかること

一九九五年三月三〇日、当時の國松孝次警察庁長官が、自宅マンションを出たところを何者かによって拳銃で狙撃され重傷を負った。三発の銃弾を身体に受けたが、急所を外れており命に別状はなかった。おりしもオウム真理教の強制捜査がはじまったばかりで、オウム真理教の関与が取り沙汰されたが、いまだに真相は不明のままになっている。[二〇〇八年八月現在]

「射殺死体」のほとんどは警察官!?

日本ではアメリカなどの国に比べて、銃による殺人事件は圧倒的に少ない。手に入れにくいということが、銃犯罪を少なくしているのだろう。私が現職のときには、銃による殺人事件の遺体を検死することは、きわめて稀で、年間五、六件あれば多いほうだった。もっとも多かったのは、警察官の自殺である。

警察というのは閉鎖社会で上下関係が厳しいため、少しの失敗が人を追い詰めてしまうことがある。自殺した人は、そういう組織の重みのようなものから逃げる場所がなかったのであろう。

そういうわけで、銃による殺人がめったに起きないから、日本にはアメリカのように射殺死体を専門に鑑定する人がいない。だから、現役を退いたいまでも、ときどき私のところに銃で死んだ人の鑑定の依頼が舞い込んでくることがある。

しかし、最近は日本でも銃犯罪は増加してきている。

國松長官を撃った犯人像

國松長官の事件は、一時、オウム真理教のしわざではないかという噂が流れたが、結局犯人を捕まえるまでには至っていない。

この事件の犯人は、まちがいなくプロだと言える。しかも、被害者の自宅マンション前で四発発砲していながら逃げおおせているのは、あらかじめ逃げる経路を作っていたと思われる。

言うまでもないことだが、銃を撃つと大きな音がする。当然、目撃情報を残しやすい。犯人が不慣れな場合は、こうした目撃情報をもとにたどっていくこともできる。ところがそうはなっていないのは、あらかじめ計画を練り、逃走経路まで用意しておくことのできるプロのしわざであったからと言える。

二〇〇八年現在、警視庁はインターネットのホームページに長官の狙撃に使用された銃を公開し、一般に情報を求めることによって犯人逮捕に役立つ情報を得ようとしている。

犯人が捕まってもいないのに、なぜ狙撃に使用された銃がわかるかといえば、むろん銃弾が残っているからだ。

銃弾は銃口から発射されると、回転しながら飛んでいく。この回転は銃によって違い、銃弾に線条痕《せんじょうこん》と呼ばれる独特の痕を残す。これは、銃の種類によって違う。線条痕は銃の指紋と呼ばれている。これを調べることで、銃の種類を特定することができる。

國松長官は、一時重体で命が危ないのではないかとさえ言われていたが、その後は全快してスイス大使などして活躍した。

撃たれた身体からわかる犯人の手がかり

次項の「八王子スーパー強盗殺人事件」（一一五ページ参照）で述べるように、人は銃弾によって脳幹を貫かれれば即死するが、それ以外にも大きな血管、つまり動脈や心臓を撃たれればまず生きてはいられない。

國松長官は、全部で三発の銃弾を受けたわけだが、そのどれもが致命傷にはなっていなかった。まさに、不幸中の幸いと言うべきだ。

また、犯人が使用した銃弾が、標的に当たるとはじける形式（ダムダム弾など）のものでないこともよかった。これは、発射された銃弾が当たると、当たった箇所だけでなく、その周辺のあらゆる場所に飛び散って傷つけるもので、殺傷能力が高くかなり危険だ。この形式の銃弾によって撃たれた人の身体は、穴だらけで銃弾の破片が身体のあっちこっちにめり込んでいるという凄惨な状態になる。

他に特徴的な銃としては、銃の筒がふたつある二連式の猟銃であろうか。この型の銃で自殺した人の遺体を以前、検死したことがある。

彼はイスに座った状態で、猟銃の銃口を胸に当て、足の親指で引き金を引いて銃を発射していた。胸には大きな穴がふたつ。二連式だから二発同時に発射され、胸を貫いたのである。足の親指に出血があったため、足で引き金を引いたことを知ることができた。

　場合によっては、このように見ただけでわかる特徴がない場合もあるが、そういう場合にも、**硝煙反応**[†8]を調べることによって、どういった状態で銃が発射されたかを推測することができる。だから、いかにも銃によって自殺したように見せかけた死体も、この硝煙反応がない場合、他殺の線が出てくる。銃弾による死体の場合は、必ず硝煙反応を調べ、死因を究明しなければならない。

　それともうひとつ、銃弾は熱を持っているから、至近距離で発射すれば必ず衣服が焼け焦げている。焦げていないのは、かなり遠くから撃った場合である。したがって、衣服に残った銃弾の痕というのも、殺害の現場を考える重大な手がかりとなる。

†8　銃を撃つことによって飛び散り、撃った人間に付着する硝煙が、ジフェニールアミンという試薬で検出されること。発砲場所を特定するために利用される。

八王子スーパー強盗殺人事件――一発で仕留めるプロの銃弾

一九九五年七月三〇日夜、東京都八王子市のスーパー「ナンペイ」の二階事務室でアルバイトの矢吹恵さんと前田寛美さん、パート従業員の稲垣則子さんの計三人が短銃で射殺された。稲垣さんには左前の額などに二発、矢吹さんと前田さんも頭部を一発ずつ撃たれており、三人とも頭蓋内損傷で即死状態だった。犯人はいまだ捕まっていない。［二〇〇八年八月現在］

脳を撃っても人は簡単に死なない

「ピストルで脳を撃ったら、人は即死する」

医学に疎い人は、そういうふうに考えがちだ。しかし、実際はそうではない。

人間の大脳は、脳幹と終脳に分けることができる。このうち、損傷することが直接生命の維持にかかわってくるのは脳幹だけである。

脳を一本の樹木にたとえるならば、終脳は繁った枝葉であり、脳幹は文字通り幹に当たる。もっとも、脳幹の大きさはけっして大きくなく、成人男子の脳の総重量＝平均一四〇〇グラムに対して、重量は二二〇グラムしかなく、かたちも大きさもソーセージに似ている。

脳幹は、その下部に呼吸を行うための呼吸中枢と、血液循環をつかさどる循環中枢を有している。したがって、ここが破壊されると人は呼吸ができなくなると同時に、心臓も停止してしまう。だから脳幹の損傷は即死になるわけだが、終脳はそうではない。一時的な意識不明や、その後の脳機能障害を引き起こす危険はあるにせよ、即死にまでは至ることはないのである。

実際、脳に向かって発射された銃弾が頭蓋内で速度を落とし、貫通することができずに頭蓋骨に沿って脳の内部をグルグルとまわり、大脳のほとんどが損傷してしまった事例などもあるが、この場合でもその人は即死に至っていない。

よく映画などで、こめかみに銃口を当て自殺するシーンなどが出てくるが、銃弾が右側頭部から左側頭部まで突き抜けたとしても、人は即死には至らない。この場合、銃弾は終脳を貫通するばかりで、脳幹は無事だからだ。
確実に自殺をしたいならば、脳幹を狙うことだ。

三人を襲った犯人の手口

八王子スーパー強盗殺人事件では、三人の被害者が出ている。一人は女子店員。残りの二人は、夏休み中のアルバイトの女子高生だった。残念ながら、犯人はまだ捕まっていない。

事件は、午後九時にスーパーが閉店してから起きた。殺害された女子店員は、九時一五分に迎えを頼む電話をかけている。銃声が聞こえたのが九時二〇分頃というから、わずか五分間で犯行が行われたのである。

発射された銃弾は全部で五発。二人の女子高生の頭部にそれぞれ一発ずつ、女子店員に二発。さらに金庫に向かって一発発射されていた。被害者のうち、女子高生二人はガムテープで身体を縛られていたが、女子店員のみ縛られていなかった。

金庫は鍵以外にダイヤルを合わせて開ける構造になっており、女子店員はダイヤルの数字を知らされていなかったという。

これらの状況から、私は次のような推理をした。

スーパーの閉店後、犯人はスーパーに入り、背後から拳銃を突きつけた。手を挙げろ、と言って、女子高生二人にはそこにあったガムテープで自分で自分たちの身体を縛るよう要求する。女子店員には金庫を開けて金を出すよう命令した。

ところが、女子店員は金庫の開け方を知らない。犯人は当然いらつく。犯人と店員がやりとりをしている間、犯人のうしろ側に位置していた女子高生は、その隙を見計らって、逃げるか、逃げるそぶりをしたのだろう。

犯人は即座に二人の頭部に銃弾を撃ち込んだ。その音に驚いた女子店員は、金庫の前から出口に向かって逃げ出そうとした。犯人はすかさず、女子店員に向かって発砲した。発射された一発目の銃弾は頭部を貫通している。しかし、それでは即死にならないことを犯人は知っていた。とどめの一発を、今度は脳幹に向かって発射している。

付近は人通りも多く、銃を撃ってしまった以上、その場にとどまるわけにはいかない。犯人は腹立ちまぎれに金庫に向かって銃を発射し、金を取らずに立ち去ったのである。

「殺しのテクニック」を持つプロ

これらの事実から浮かび上がってくる犯人像は、明らかに銃の扱いに熟達した人物である。動く標的を一発で仕留める射撃技術の正確さはもちろん、どこを狙えば一発で人を絶命させることができるかを知っていることから見ても、相当「殺しのテクニック」を持った人物だと見ていいだろう。二人の女子高生から命を奪った銃弾は、正確に脳幹を射抜いている。女子店員のほうは一発目が脳を貫通しているにもかかわらず、終脳であったため死ななかった。犯人は念入りにとどめの一発を脳幹に当てているのだ。

当日、金庫には五〇〇〇万円の現金が入っていたという。スーパーの一日の売り上げというのはたいがいそんなものだろう。

たかだか五〇〇〇万円のために、三人の人間を殺すことができるだろうか？　しかも、このケースは一円も現金を手にすることができなかったのだ。五〇〇〇万円の価値は、むろん人によって異なるが、捕まったときの刑の重さを考えると、五〇〇〇万円という金額はけっして多いとは言えない。

「殺しのテクニック」に熟達していて、なおかつ五〇〇〇万円のために躊躇なく殺人を行うことができる人物。それはいったいどんな人間だろうか？　そう考えていくと、私にはどうも犯人は日本人ではないのではないかという気がしてならない。むろん、これは推測にすぎないが。

金銭価値がまったく違う外国では、五〇〇〇万円は一〇倍以上の価値を持つことさえある。さらに事件から一三年、犯人がいまだに捕まっていないのも、おそらくすでに海外に逃亡してしまっているからではないかという気がする。

名作「死体」の検証学V

『パルプ・フィクション』

複雑に絡み合った４つのストーリーが、エンディングで見事に収束する名作。ところが、あの死体のせいでストーリーが成立しなくなってしまう危険が発生していた!?

▼

一仕事を終えて帰る途中のギャングが乗った車内で銃が暴発して、タレコミ屋を殺してしまう。車内は血でべっとりと汚れ、このまま走っていたら警察に捕まってしまう危険がある。困ったギャングたちは、友人の家に逃げ込み、ボスに指示を請う。ロサンゼルスを舞台に「パンプキンとハニー・バニー」「ビンセントとジュールス」「ミアとビンセント」「マーセルスとブッチ」といった４つのストーリーが複雑に絡み合い、エンディングへと収束していく。監督のタランティーノは、２作目となる本作でカンヌ映画祭グランプリを受賞した。

監督・脚本●クエンティン・タランティーノ　出演●ジョン・トラボルタ／サミュエル・L・ジャクソン／ハーヴェイ・カイテル／ティム・ロス／ユマ・サーマン

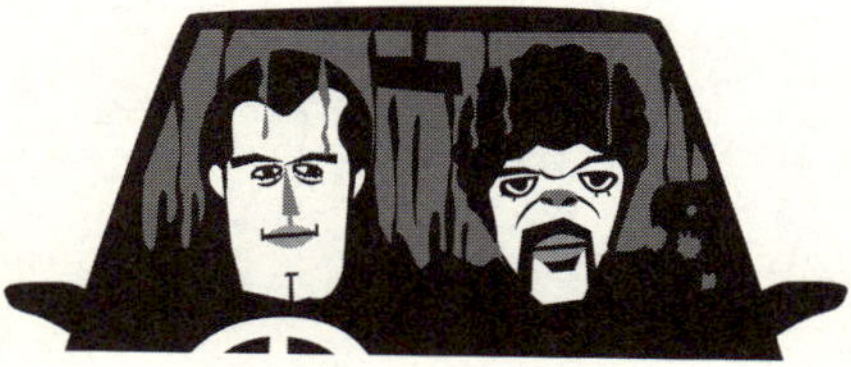

ストーリーの核を成す一発の銃弾

『パルプ・フィクション』は、レストランで食事をするカップルが、強盗計画を練るところからはじまる。思いついたら即実行、二人は拳銃を取り出して「手を挙げろ」と叫ぶ。これが映画のプロローグとなる。この映画を観る者は、さらにここから三つの異なるストーリーへと導かれていくことになる。

一話目は、下っ端ギャングとギャングのボスの奥さんとの危険なデート。二話目は、イカサマ試合を強要され、それを拒んだボクサーの逃避行。三話目は、ギャングのミスの後始末。

これらのエピソードはそれぞれ独立していながら、微妙に関係し合っている。実はこの四つのエピソードは、たった二日間のうちに起こった四つの事件を時間経過を追わずに描いたものだからだ。

映画はやがて、あの冒頭のレストランへと帰ってくる。この一話目が、映画の重要なパートのひとつであることを、観る者は最後になって知ることになる。この構成には、誰もがしてやられたという感を抱くだろう。『パルプ・フィクション』の面白さは、鬼オクエンティン・タランティーノによる、この構成の妙に負うところも大きい。

だがこの構成、非常に曖昧な基盤の上に築かれている。この映画のある一場面を、ただ「あり得るかたち」に変えてしまうだけで、映画はあらぬ方向に行ってしまうのだ。

その決定的な一場面とは、四つのストーリーの四話目、ギャングのビンセントとジュールスが車の中で誤って人を殺してしまうくだりである。

誤って射殺された男

二人はボスの命を受け、四人を殺して金塊を運搬する途中だった。ちょっとしたことで口論になり、ビンセントは後部座席に座っていた男に意見を求めるが、怒りやすい彼は誤って発砲し、その男を殺してしまうのだ。

男からはこれでもかというほど血液が吹き出た。二人の会話によれば、脳みそが飛び散ったという。ビンセントもジュールスも返り血を浴びて真っ赤になり、車はシートから後部ガラスまで真っ赤に染まってしまった。とてもこのまま天下の往来を走れる状態ではない。

なにしろ、二人は四人を殺したヤバイ仕事の帰りである。そのうえ、車には出所不明の金塊が山と積まれているのだ。警察に見つかったらことなのである。とにかく後部座席の死体を隠し、車にこびりついた血痕を拭き取り、返り血を浴びた身体をきれいにしなくてはならない。

二人は近くの友人ジミー（監督クエンティン・タランティーノが自ら演じている）の家に駆け込み、事態を収拾しようとする。

動脈をかすめた銃弾の不思議

問題となるのは、この後部座席の男の死にざまだ。この男、いったいどのような状態で死に至ったのだろう？

まず妙なのは、この男から吹き出た異様な血液の量である。

撃ったビンセントにも、運転していたジュールスにも返り血がかかり、後部ガラスが真っ赤に染まるほどの血液。いったいどこを撃てば人はこれほど出血するのだろう？

答えはひとつ、頸動脈以外にはあり得ない。これだけの血液が飛ぶためには、動脈が損傷したと考えるしかないのだ。つまり、ビンセントが撃った銃弾は、後部座席の男の首に命中し、それが致命傷となって男は絶命したのだろう。少なくともそう推測することでしか事態の説明はつかない。

ところが、ビンセントもジュールスも、そして死体を始末するためボスから派遣された男ウルフも、座席や後部ガラスには脳みそが付着していると言っているのである。首に銃弾が当たったとは一言も言っていない。発射された銃弾は一発だから、脳以外の場所に当たったとは考えられない。なおかつ、劇中で一カットだけ挿入される男の死体を穴の開くほど眺めてみても、首から出血している様子はない。

返り血を浴びない撃った側

これはミステリーではないか。いったい銃弾はどこに当たったのか？

仮に、ビンセントやジュールスの言葉通り、銃弾は脳を撃ち抜いたのだと想定してみよう。前の座席に座ったビンセントの銃弾は、後部座席の男の脳天にぶち当たり、男を死に至らしめたのだ。

だとすると、ここで矛盾が生じてしまう。発射された銃弾は相当の熱を持っているため、人間に命中した場合、命中した部分の皮膚は銃弾に巻き込まれ、必ずめり込むものだ。したがって、後部ガラスはともかく、前に座っているジュールスやビンセントに返り血がかかることはまずあり得ない。脳の血管のほとんどは細い血管で、動脈を切断した場合のように勢いよく血液が吹き出るということは珍しい。

さらにこの男は即死しているのだから、銃弾は終脳ではなく脳幹を損傷したと考えられる（一一五ページ参照）。すると、銃弾は男の額から斜め下に向かって貫通していなければならない。脳幹は生命維持に重要な部位で、「心臓動け」「呼吸しろ」と命令を出しているところである。この部分が銃弾で破壊されれば心停止、呼吸停止となり即死する。しかし車内に血が飛び散って血だらけになることはない。

至近距離だから、頭蓋骨が砕けて脳みそが飛び散ることはないとは言えない。しかし仮にそうだとしても、この後部ガラスの染まり加減は大げさなのだ。なにしろ天井のほうまで真っ赤なのだから。

脳幹を損傷し、なおかつ頭蓋骨を砕いて銃弾が出てきたとしたら、シートの背もたれのあたりが一番汚れるはずで、天井まで血液が飛ぶなんてことは、まずあり得ない。ビンセントやジュールスに返り血がかかる可能性はゼロと言っていいだろう。

絶妙なストーリーを支えていた「射殺死体」

以上の推測を総合すると、妙なことになってくるのである。

もし劇中で説明されているように、ビンセントの銃弾が後部座席の男の脳を砕いたのだとしたら、ビンセントとジュールスによる車内清掃は意外なほど簡単に済んだはずではないか？　二人はどこか人気のないところに車を止め、死体をトランクに移動し、シートを大きめのタオルなどで覆っておけばいい。それで人目につくことなく、事態を丸く収めることができてしまう。早朝からカタギの友人の家に押しかける必要はないし、ウルフの世話になる必要もむろんない。誇り高きギャングが、よりにもよってTシャツに半ズボンのマヌケな恰好でうろうろすることもなかったのだ。

すると、この後のドラマの展開も大きく変わってくることになるはずだ。ビンセントとジュールスは、すみやかに死体を片づけ任務を遂行することになるから、レストランに朝食を食べに入ることもなかった。すると二人はあの印象的なカップルの強盗シーンに出会うこともない。映画のプロローグがそのままエピローグになる構成も、めちゃめちゃになってしまう。

たった一人の男——それも明らかな端役の死に方が、「あり得るかたち」になっただけで、『パルプ・フィクション』の感嘆すべき構成はすべて壊れてしまうのだ。この映画の構成の妙は、後部座席の男が派手に出血するというエピソードがあってこそ成立していたのだから。

この後部座席の男の死は、非常に重要な部分だったのである。『パルプ・フィクション』の脳幹だったと言ってもいい。

第五章

「溺死」「轢死」事件を解読する

えひめ丸・米原潜衝突事件——人が水の中で死ぬとは？

二〇〇一年二月一〇日の朝（日本時間）、ハワイ・オアフ島沖を航行中の愛媛県立宇和島水産高校の実習船「えひめ丸」に、急浮上してきた米海軍の原子力潜水艦「グリーンビル」が衝突、えひめ丸は間もなく沈没した。えひめ丸に乗船していた高校生四人を含む九人が行方不明。救助された二六人のうち一二人が負傷してホノルル市内の病院に運ばれた。

人が溺れて死に至るメカニズム

「溺れる」と一口に言っても、そのメカニズムまできちんと理解している人は少ないだろう。

では、溺れるとはどういうことか。

まず、人間の身体というのは実にうまくできていて、必ず水に浮く。だが、よく泳げない人はとにかく水に対する恐怖心が先立って、パニック状態になってしまう。静かにしていれば浮くのに、焦って手を水面より上に出し、助けを求めたりする。そうすると、重力が加わって水中に沈み、水を飲んでしまう。

それも、胃などの消化器に嚥下《えんげ》（飲み込むこと）する一方、肺などの呼吸器にも吸引してしまうのだ。

するとどうなるか。

肺の中にある空気はだんだん水に追い出されて、浮き袋の役を果たせなくなる。そうすると身体が沈んでいく。同時に、酸素を体内に取り込むのは肺の役目だから、肺胞での酸素交換ができなくなり、窒息して死に至ってしまう。これが「溺死」のメカニズムである。

そして、ここでけっして忘れてはいけないのは、死因が溺死のケースに特徴的な死体の所見だ。

行方不明者はどこへ行った？

アメリカの原子力潜水艦グリーンビルと日本の実習船えひめ丸が衝突した事件は、えひめ丸の乗組員三五人のうち九人が行方不明となっている。結局、行方不明者の捜索は打ち切られてしまい、遺体の発見はできなかった。

九人の遺体はどうなったのか？　深い海で人が亡くなった場合、どういう状態になるのかをお話しよう。

死体にはいくつか分類がある。まず、死後間もない死体。これを早期死体と呼び、やがて腐敗して白骨となっていく。これを晩期死体と呼ぶ。日本のように四季がはっきりしていて湿潤な気候のもとでは、死体は多くの場合早期または晩期のいずれかになる。しかし、たまにこれに当てはまらない死体が発見されることがある。

そのひとつがミイラ（五八ページ参照）。日本では自然の状態でできることはめったにないが、乾燥した気候の土地ではできやすい。

私は現職のときに、一度だけミイラとなった死体を検死したことがある。永代橋の欄干の中からミイラが発見されたのである。これは、狭いところに入りたがる性癖を持つ精神障害の人が、欄干の中にもぐり込んでそのまま餓死してしまい、海風にさらされてミイラとなったもので、きわめて稀なケースだった。

このミイラとともに、めったに日本でお目にかかることがないのが、死ろう化した死体。

私はえひめ丸の行方不明者は、残念ながらみな死ろう化した状態で海底に沈んでいるのではないかと思っている。

腐らない死ろう化した死体

ミイラと死ろう、このふたつの特殊な死体を永久死体と呼ぶ。これは時間の経過によって、死体の状態が変化しないことからこう呼ばれる。

ミイラというのは、言ってしまえば人間の干物である。スルメやニボシは、虫がついて食われることはあっても、乾燥しているため腐敗することはない。こういう状態になったのがミイラだと思っていただければいい。

一方、死ろうというのは、水温五度以下の冷たい水中に、死体が放置された場合に見られる。ミイラが人間の干物とすれば、これは人間の石鹸とでも言うべきものであろう。冷たい水中に放置された死体は、水中のカルシウムやマグネシウムと化学反応を起こし、石鹸のようになってしまう。石鹸はこすれば泡立つけれども、放置すれば何年経っても腐ることがない。人間の身体がこういう状態になった場合、「死ろう化した」と言うのだ。

日本の気候は温暖だから、この状態で死体が発見されることはほとんどない。ただ、ときとして雪山などで遭難した人の遺体が、この状態で発見されることがある。

冬、雪山で雪崩などに遭い、遭難した人の遺体が春になって雪解けしたときに死ろう化した状態で見つかることがあるのだ。

死ろう化して発見された坂本弁護士の息子さん

死ろう化に関しては、思い出すことがある。オウム真理教の犯行であることが明らかになった**坂本弁護士一家殺害事件**。

オウムは三人の遺体を別々の場所に埋めて、捜査を撹乱させせようとしていた。三人の遺体がどこに埋められているかは、逮捕された実行犯の供述でわかった。これを発見すべく、警察は大々的な捜査を行った。

私はテレビ局の取材にコメントするため、坂本弁護士の長男・龍彦ちゃんの遺体が埋められているとされた、アルプスのふもとの湿地帯に行くことになった。

湿地帯だから、当然ぬかるんでいる。長靴を履いていくのだが、一歩踏み出すと長靴が地面にめり込んでしまう。そこから足を抜いて次の一歩を踏み出せば、その足跡に水が入り込む。そんな場所だった。

これほどの湿地帯に死体が放置された場合、腐敗の進行はかなり早いと言える。「ああ、これは見つかっても腐ってるだろうな」と思った。ところが、龍彦ちゃんのおばあちゃんをはじめ、遺族の方がおられるので、コメントしろと言われても、気の毒で「腐っている」とはとても言えない。

そこで慎重に言葉を選んで、こうコメントした。「龍彦ちゃんは、もう土に帰られたかもしれません」。翌日の新聞にも、同じ言葉が使われていたようだ。

そして、遺体が見つかっていない以上、コメントは複数の可能性に言及しておく必要があるため、こうつけ加えた。「遺体が埋められたのは一一月だから、深く埋められていれば死ろう化した状態で発見される可能性もある」。

アルプスのふもとだから、地面は冬場は雪に埋もれるか凍っている。深く埋められていれば、遺体が死ろう化していることは十分あり得ると思ったのだ。

警察の捜索は難航し、結局遺体が発見されたのはそれから一週間経ってからのことだった。遺体はなかば死ろう化、なかば腐敗した状態で発見された。冬の間に死ろう化が進行し、いまだ死ろう化しきっていない部分が腐敗していたのだ。

この例にも明らかなことだが、日本では遺体が完全に死ろう化することは本当に稀である。四季がはっきりしているので、夏が来れば死体の温度は上昇する。そうすると、死ろう化しきれない部分が腐敗する。なかば死ろう化、なかば腐敗。そういう場合が多いのである。

坂本弁護士一家殺害事件　一九八九年一一月四日午前三時頃、坂本堤弁護士の家にオウム真理教の出家信者・早川紀代秀ら六人が押し入り、坂本弁護士と妻の都子さんを

絞殺、泣き出した長男の龍彦ちゃんの口をタオルで塞いで窒息死させた。遺体はドラム缶に詰め、それぞれ新潟県名立町、富山県魚津市、長野県大町市の山中の三ヵ所に分けて埋められた。一九九五年九月六日より捜索が開始され、オウム真理教の幹部らの自供通りに相次いで三人の遺体が発見された。

ＪＲ新大久保駅事件――駅のホームは絶壁である

二〇〇一年一月二六日、ＪＲ新大久保駅で、ホームから転落した坂本成晃さんを助けようとした韓国人留学生・李秀賢さんと横浜市緑区のカメラマン・関根史郎さんの計三人が、山手線内まわり電車にはねられて死亡した。助けようとした男性二人は電車とホームの間に挟まれていた。ＪＲ新大久保駅のホームには、待避スペースを設けるなどの安全対策がされていなかった。

轢断で死に至る三つのケース

現職のときには、轢断現場や駅、あるいは警察署の遺体安置所でかなりの轢断死体を見た。

轢かれて死ぬ場合は、大きく分わけて三つの死因がある。

まずひとつは、電車に直接はねとばされて死ぬケース。これはだいたい頭を打って死ぬもので、後で紹介する撲殺死体と死因はほとんど同じと言える。

次に、車輪に轢かれてバラバラになった全身挫滅死。これは誤ってレールに転落して轢かれる場合と、自殺で寝そべって轢かれる場合とふたつある。これは検死すればどちらであるかすぐわかる。

前者は死のうとは思っていないので、遺体に残る傷は線路の向きに対してまちまちである。しかし、後者の自殺の場合は、線路の進路の方向に対して直角なかたちで、首なり、身体が切断されていることが多い。遺体に残るそうした傷は、アルコールや睡眠剤で眠らされているケースを除けば、明確に死のうという覚悟で線路の向きを意識した結果であると言える。

それから一番多いのが誤って落ちてしまい、そこからホームに上がろうとしたところに電車が入線して、車両とホームに挟まれて死ぬというケース。電車とホームに挟まれた身体はどうなるかと言うと、内臓がグチャグチャになる。身体は轢断されていないし、どこも切れたりしていないのだが、擦過傷が挟まれた場所に帯状についている。その場合は、内臓破裂か脊髄損傷で即死する。

この事件の場合は、新聞などの報道を見ると第三のケースだったようだ。つまり、酔っぱらって線路に落ちた人を助けようと飛び降りて、引き上げようとしているうちに電車が入ってきてホームとの間に挟まれてしまった。線路のわきに少しでも逃げ場があれば助かったであろうに本当に残念だ。

駅のホームは「絶壁」である

講演会などで、子どもたちにも言っているのが、プラットホームは「絶壁の上」だと思う必要があるということ。プラットホームは、電車を日常的に利用する人にとってはすっかり生活習慣の中に溶け込んでいる。

しかし、あれほど危険と隣り合わせの場所はない。歩く人は、落ちると死ぬかもしれないという意味で、日々「絶壁の上」を歩いているようなものである。だから、電車を利用する場合は、かなり注意してほしいと思う。

プラットホームもこの事件の後、ずいぶん改善された。やはりああいった危険な場所には、柵を作って出入り口をつけておく必要がある。プラットホームの高さも一人で登るには高すぎる。

運悪く線路に落ちた場合でも、とっさにレールに伏せて助かった例もあるから、やせた人なら伏せれば大丈夫であろう。

ただし着衣の一部でも引っかかれば、身体が持っていかれてしまうため、危険は危険だ。

やはり「絶壁の上」を歩いていると自覚して、落ちないようにするのが一番いい。

失われてしまった自己犠牲の精神

このＪＲ新大久保駅事件では、落ちた人を助けようとして、二人の人が線路に飛び降りて亡くなっている。

助けに行った人は、「命の尊さ」を知っている人なのだろう。自分の命を投げ出してまで、人の命を救おうとしたのだ。自分が一〇〇パーセント助かるわけではないのに、それでも救助に行くというのはなかなかできない。

自分の命を危険にさらしてまで他人を助ける必要はない、そこまで極端に教えてはいないかもしれないけれども、いまは他人を思いやる心がないように思える。

犠牲者には、韓国の青年もいた。韓国は徴兵制があるから、人の命をみんなでかばい合うという考えがあったのかもしれない。

下山事件——他殺？　自殺？　不自然な国鉄総裁の轢死体

一九四九年七月六日、常磐線綾瀬駅付近の線路上で、前日から行方不明になっていた国鉄総裁・下山定則氏の轢死体が発見される。当初は殺人事件だと見られ捜査されたが、その後、付近で下山総裁を見たという目撃証言が出たことから、自殺説に大きく傾いていく。下山総裁は、国鉄の大量解雇問題で悩んでいたというが、いまだに真相はわかっていない。［二〇〇八年八月現在］

疑いを残した轢断死体

戦後まもなくの頃だが、国鉄の下山定則総裁が、常磐線綾瀬駅近くで深夜どしゃぶりの中、轢断死体として発見された。すぐさま東京大学の法医学教室で、司法解剖が行われた。

解剖の結果、轢断部に**生活反応**[†9]がないという理由で、総裁は死後に轢断された、つま

†9　火傷による水ぶくれなど、生きている状態でしか表れない反応のこと。これにより、傷が生前のものか、死後のものかを判断することができる。

り他殺と結論づけられた。

すでに述べたように（二九ページ「酒鬼薔薇聖斗事件」参照）、死んで時間が経った死体からはほとんど血液が流れ出ない。下山総裁の遺体からも血液が流れ出た痕が見られなかった。

解剖を行った医師は、それゆえ下山総裁は死後に轢断されたと判断し、殺人事件であると結論づけたのだった。

当時国鉄では、大量の鉄道員が解雇されたこともあって、他殺の可能性は十分あった。しかし、慶応義塾大学の医師たちはこれに異論を唱えた。飛び込み自殺の場合、即死に近いかたちで死亡するため、轢断部に生活反応が表れない可能性は十分にある。死後の轢断と判断するのは早計であるとした。

そう考えていくと、職員の大量解雇という背景も総裁の自殺を裏づけるものになってくる。つまり、総裁は大量解雇に悩むあまり自ら命を絶ったというわけである。

「生活反応」という聞き慣れない用語が、マスメディアに登場した。自殺か他殺かという論争の行方を、日本中が固唾を呑んで見守っていた。

これとは別に、法医学上の争点として、現場に残った血痕の問題があった。

血液型の分類法は、ポピュラーなＡＢＯ式以外に四〇数種類ある。ＭＮ式はウサギ、Ｐ式は馬、Ｑ式は豚などを使って人間の血液を分類したものだ。

事件があって数日後、警察は現場の広い範囲にわたってルミノール反応検査（三〇ページ参照）を実施した。これは、現場に残った血液反応を調査するものだ。

すると、線路わきにあった鉄道小屋からはじまり、下り方向のカーブした軌道内、そして総裁の遺体があった場所まで、点々と二、三〇〇メートルにわたりルミノール反応が陽性と出た。

これらの血痕を集め、三種類の血液型が検査された。すると、鉄道小屋から検出された血痕も、下り方向のカーブした軌道内から検出された血痕も、そして総裁自身の血液型もＡ・Ｍ・Ｑ型と判断されたのである。

このことから、東京大学の医師たちは次のように結論づけた。

鉄道小屋で殺された総裁は、二、三〇〇メートルにわたって軌道内を搬送され、レールの上に放置された。その後列車が通ったために、刺した傷や切った傷をつぶしてしまい、わからなくなってしまった。

つまり、飛び込み自殺に見せかけた巧妙な殺人事件である。

しかし、慶応義塾大学の医師たちはこれに対して、鉄道小屋の血痕は現場作業員のものであり、軌道内の血痕は、列車の乗客が水洗便所から流した（当時、列車のトイレはたれ流しだった）血液である可能性も否定しきれないではないかと主張した。他殺とするのは安直にすぎると言うのだ。

論争は平行線をたどったまま続いたが、ＤＮＡ鑑定も確立されていなかった時代、双方ともに決定打がないまま連合軍総司令部の要請により、自殺として事件の捜査は打ち切られた。当時、日本は占領下にあったため、やむを得ないことだった。

自殺・他殺の境界線

現在ならこの下山事件も、おそらくＤＮＡ鑑定（六三ページ「ルーシー・ブラックマン事件」参照）によって簡単に片がついたことだろう。血痕が同一人物のものかどうかは、すぐに判断することができる。

もっとも、国鉄総裁のような要人であれば、どんな場合でも解剖されることになるだろうが、現在でも監察医制度のない都道府県は多く、自殺であることが明白である場合、解剖されることなく処理されてしまう。

その際、警察はいかにして自殺か他殺かを判断するのだろうか。

下山総裁の例にあるように、轢断死体には生活反応は表れにくい。しかも、胸を刺すことによって人を殺した犯人なら、遺体の胸部を線路上に置き、列車の通過によって胸部をつぶしてしまうことにより、他殺をかくし自殺を演出することを考えるであろう。いまここに胸部が轢断された死体が発見されたからといって、それが自殺か他殺かを判断することは、解剖してみないかぎり検死の情報だけでは難しいと言える。

そういう場合、現場の状況が決め手になってくる。

人の死体というのは大きく重い。運搬しようとすればどうしても人目につくことになる。犯人は当然人目を避けて、人気のない線路に死体を置こうとするだろう。ところが、これがかえって不自然さを作り上げることになるのだ。

たとえば、いまここに自殺しようとする人がいるとして、はたしてその人はわざわざ人気のないところを選ぶだろうか？　自宅から遠く離れた地まで行こうとするだろうか？

人気がない線路の上に横たわる轢断死体。それだけで他殺の匂いが濃厚になってくる。

名作「死体」の検証学Ⅵ

『スタンド・バイ・ミー』

４人の少年が大冒険の末に見つけ出した、あの轢死体。あれが少年から大人になった第一歩だった。ところであの死体、どうしてあんなところまでとばされていたんだろう？

▼

オレゴン州の片田舎に住む少年ゴーディは、仲間のクリス、テディ、バーンと仲良く遊んで暮らしていた。ある日４人は、ラジオで話題の列車に轢かれたまま行方不明になっている少年の死体を探しに旅立つ。いままで町から出たことのない４人にとって、それは大冒険だった。途中、犬に追われたりヒルに襲われたり、さまざまな困難が４人に襲いかかる。やがて、死体があるはずの場所にたどり着く……。小説家スティーブン・キングの短編小説を映像化した青春映画。ベン・E・キングが歌う同名主題歌も大ヒットした。
監督●ロブ・ライナー　出演●ウィル・ウィートン／リヴァー・フェニックス／コリー・フェルドマン

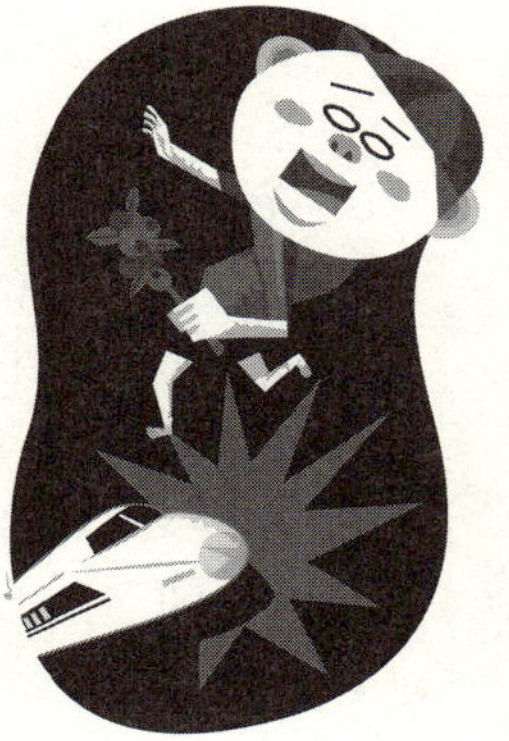

たったひとつの死体の死因

ベストセラー作家スティーブン・キングが、映画化された自作品の中で唯一、これは満足のいく映像作品だと漏らしたと伝えられる作品が、ロブ・ライナー監督の『スタンド・バイ・ミー』である。この映画のヒットに合わせ、テーマ曲として使われたベン・E・キングの同タイトルのシングルがリバイバル・ヒットしたりもした。

『スタンド・バイ・ミー』において、死人は一人しか出てこない。ブルーベリーを摘みに行って、その帰りに死んだあわれな少年である。この少年は、物語の中ではすでに死んだ状態になっている。なにしろこのストーリー、この死体の噂を聞いた少年たちが、第一発見者になって人気者になろうという企てからはじまる。

途中、犬にわんわん吠えられたり、森の中でたき火をして交代で見張りについたり、ヒルに噛まれたりしながら、少年たちは最終的にこの死体の発見者になる。ただし、彼らはそれを警察に通報したり、マスコミに情報を流したりはしなかった。それが、この少年たちの成長のかたちであったことは言うまでもない。

轢かれて死ぬ「轢死」という死に方

人が列車と接触して起こる事故には、前途の通り三つの形態が存在する。

ひとつは文字通り、「列車に轢かれる」場合。つまり、人間の身体が走っていく列車の下敷きになるという事故である。

子どもの頃、線路の上に一〇円玉ないしはそれに類する硬貨を置いて、列車が通過した後に、それがぺっちゃんこになっているのを見るというたわいのないいたずらをしたことのある人もいるだろう。通過する列車の速度や重量というものは、かくも苛烈なものかと身をもって感じることができたはずだ。当然のこと、線路の上に人が横たわるなどして、そこを列車が通り過ぎたならこの硬貨のごとくつぶされることになる。まさにグチャグチャだ。

ところが、『スタンド・バイ・ミー』の少年死体はこうはなっていない。つまり、この不幸な少年は、列車の下敷きにはなっていないのである。彼は「轢かれた」のではなく、ふたつめの理由「はねとばされる」ことによって死に至ったのだ。それが証拠に、彼の死体は線路から離れた場所に、とくに大きな外傷も見られない状態で転がっていた。

ちなみに三つめは列車とホームの間に挟まれる場合だが、ここではあまり関係なさそうだ。

ここで疑問なのは、少年の死体の転がっている位置なのである。彼の死体はいったいなぜ「そこ」にあるのか？

少年の死体は、線路からかなり離れた地点に転がっていた。死体探しの四人は、線路の上から死体を見つけ、そこに近づいていくが、彼らが線路上から死体の場所まで行く間に数秒はかかっている。歩数にしても二〇歩以上はあるのではないだろうか。そうすると死体発見現場と線路とは、おそらく一〇メートルは離れていると思われる。

ぶつかる列車が速ければ速いほど、線路上にいた人間が遠くに飛ばされることは言うまでもない。当然のこと、人間の身体を一〇メートルもはねとばすことができる列車は、相当の速度で走っていると考えられる。

だが、この『スタンド・バイ・ミー』に出てくる列車は、どう見てもそれほど速度があるとは思えないのである。あの印象的な四人の少年が橋の上を歩いているときに、列車が後ろから追いかけてくる場面を思い起こしてほしい。

列車はカーブを曲がりきったところで橋に至る。つまり、橋を渡る寸前の時点では、列車の運転手から橋の上の少年たちは見えていない。したがって、この列車の運転手は橋にさしかかってから減速行動を起こしたと考えられる。

所詮、子どもが走って逃げられる程度の速さである。いかに橋が長くて、運転手の減速行動が迅速だったとしても、この列車の最高速度はたいしたことはないと断じてまちがいはなかろう。

だとすれば、不可解なのはこの一〇メートルとばされた死体なのだ。いったい、どうしてこの死体はこんな遅い列車にぶつかって、一〇メートルもとばされたのだろうか?

死体の飛距離をかせいだ物体

列車にはねとばされた少年は、一〇メートル「とばされた」のではなく、一〇メートル「転がった」のではないか。その可能性は確かに否定できない。このあわれなブルーベリー摘みの少年は、列車にはねとばされた後、その勢いでさらに数メートル転がったのだ。そう考えてみることはできる。

確かに線路と少年の死体発見現場はゆるやかな傾斜を作っていて、少年の死体が転がり落ちる可能性はある。だが、そもそもこの死体の発見現場は、奥深い森の中ではなかったか。あたり一面がきれいに整備された町の中や、アメリカに見られる砂漠の中央を走る線路ならともかく、こんなに木の生い茂った場所で一〇メートルも転がることができるのか？　可能性としてはかなり低いと言わねばならない。

だとすると、この事態を説明づけるのは、列車の速度が十分に速かったということしかないではないか。あの印象的な橋の上の場面に現われた、のろくさい蒸気機関車とは別の列車によって少年ははねとばされたのだ。そう推測するならば、一〇メートルの飛距離も説明できるだろう。

では、人を一〇メートルはねとばすことのできる列車とは、どの程度の速度を出さねばならないのか？　これは当然のこと、速度ばかりではなく、少年の体重や当たった場所なども関係するから簡単に結論づけることはできない。しかし、半端なスピードでは少年の肉体を一〇メートル飛ばすことは不可能だろう。

しかし、われわれは知っているはずだ。この映画の舞台となった一九五〇年代後半から五〇年近くを経た現代、われわれは人間を一〇メートルはねとばすことのできる列車を持っている。

新幹線だ。そう、日本が世界に誇るのぞみ号なら可能かもしれない。

アメリカ・オレゴン州には、すでに五〇年代後半に、のぞみ号に匹敵する速さの超特急が走っていたのである。しかも高架ではなく、蒸気機関車が走る在来線を走っていた。アメリカの特急がのぞみ号を超える速度を出したという話は聞いたことがないから、おそらくは軍の開発した新型輸送列車か何かのプロトタイプだったのだろう。死んだ少年はきっとこの列車のテストに出くわしたのだ。

第六章

「撲殺」「焼死」事件を解読する

岡山金属バット殺人事件——時間差で死に至る「撲殺」

二〇〇〇年六月二一日、岡山県邑久郡の高校に通う野球部員の少年が、自分をからかった下級生部員四人をいきなり金属バットで殴り、二年生部員一人に頭の骨が折れる重傷を負わせた。その後少年は自宅に帰り、「息子が犯罪者では迷惑がかかる」という理由から、母親を金属バットで殴打して殺害。逃走の末、七月六日、秋田県内で殺人などの容疑で逮捕された。

残虐ではない撲殺犯人の心理

人間の身体には、いくつかの急所がある。

たとえば、手首や首にある動脈を切られれば、人はほどなくして死に至る。心臓を刃物で貫かれればやはり長くは生きられないし、拳銃などで脳幹を破壊されれば、呼吸や心臓の拍動など、身体が生命活動を行うために必要な脳からの命令が送られなくなって即死してしまうだろう。

バットなどで人を「殴り殺す」という場合、こうした「急所」を狙うことはまず不可能だ。すなわち、人を即死の状態にするために「殴る」という方法はまったく適さないと言っていい。したがって、犯行は計画的ではない突発的な場合が多く、殺意を持っていないことも多い。

撲殺犯とバラバラ殺人犯の共通点

たとえば、こういう例がある。

いじめられっ子が、バットでいじめっ子に復讐することを考えた。ふだん、いじめられている相手だから恐ろしい。当然、正面きっては殴りかかることができない。必ず、背後から忍び寄って殴りつけることになる。

殴られたほうは殴打によるショックで気を失って倒れたりする。

しかし、いじめられっ子は相手が倒れたからといって、殴る手を休めることができない。なぜなら「もし立ち上がってきたら、やりかえされるかもしれない」と考える。そうなったらどうしようという恐怖が精神を支配してしまい、冷静な判断をすることができなくなってしまうのだ。

だから、とにかく死にもの狂いで殴り続けることになる。すでに相手がこと切れている場合でさえ殴り続ける。相手が生きているか、死んでいるか確認することさえなく、一心不乱に殴り続けることになるのだ。

こうした事件で殺された死体が発見されると、死んでからも殴られているため、中には生活反応のない外傷も多い。それは無惨なものだ。

この現場を精神科の医師などが見た場合、バラバラ殺人事件と同様、「きわめて残虐な性格を持つ異常殺人者」というような犯人像をおっしゃる方も多いが、それは違う。とにかく恐ろしさのあまり冷静さを欠いているからこそムチャクチャに殴るのであって、犯人は小心で気の小さい人間のケースが多い。

刃物による「メッタ刺し」の殺人も、同じタイプの犯人像が想像できる。起き上がってきたらどうしようという恐怖心が、必要以上に刃物を突き立てさせるのであって、残忍さではない。

真に残忍な犯人は、殺人の現場にいても冷静でいることができるから、すでにこと切れた相手を突き刺したり、殴ったりはしないものである。

もっとも岡山金属バット殺人事件の場合、犯人の少年は、はじめ野球部の後輩数名に殴りかかって重軽傷を負わせた後、家で母親を殴り殺している。

調べに対しては「犯罪者の親になる母親を見る自分が、つらくて仕方なかった」と供述しているそうだが、少年が逃亡中につけていた家計簿には、母親の氏名を呼び捨てにして「狩った」と記してあったそうだ。

こうした例を見ると、「撲殺は気の弱い者の犯行」というセオリーも単純には成り立たなくなっているのかもしれない。

時間差で効いてくる危険な脳打撲

すでに述べたように、殴ることによって人を殺すというのはけっして効率のよい殺し方ではない。なぜなら、一撃のもとに相手を打ち倒し、即死させるのはまず不可能だ。複数回以上殴らなければ、人は死に至らない。

では、殴られた人はどのようにして死に至るかについて、まず頭を殴られた場合を考えてみよう。

頭をいくら殴っても、脳の真の急所である脳幹は頭蓋骨の中にあるから、そこを損傷することはできない。したがって、頭を殴っても人は一般的に即死には至らない。だが、ある程度時間をおいたなら、仮に殴った回数が一度だけでも、人が死に至ることはあり得る。

こんな事件があった。

酒を飲んで自転車に乗り、交差点を直進しようとした中年男性がトラックと接触、転倒して頭部を打撲した。

男性はトラックの運転手に付き添われて近くの病院に出向き手当てを受けたが、たいした傷ではないからと、薬をもらって家に帰ることになった。警察に届けるほどの事故でもないと、両者は話し合いの末別れた。

ところが翌朝、この中年男性は帰らぬ人となった。

男性が帰宅したとき、家族はすでに寝ていた。当人もそのまま眠りについた。おそらくは足がふらついたり、なんらかの症状が出ていたはずだが、酒の酔いのためだと考えていたのであろう。

翌朝、妻が起こしても男性は高いびきをかいて寝ているばかりで、いっこうに目を覚まさない。異常を感じた妻は救急車を呼んだ。

病院の検査で、男性は[†10]**脳硬膜《のうこうまく》下《か》血腫《けっしゅ》**と診断された。しかし手術は間に合わず、男性は死亡した。

頭蓋骨の下、脳は外側から、硬膜・クモ膜・軟膜と言う三層の膜によって保護されている。この男性の場合は、硬膜の外側に出血があったのだ。

自転車で転んだばかりのときは、外傷の痛みがあるだけだった。しかし一、二時間もすると、この硬膜外の出血が次第に頭蓋骨の下にたまってくることになる。この頃には、血液が五〇mlくらいたまるので、意識はあるが千鳥足になる。さらに四、五時間が経過し、硬膜外の出血が一五〇ml程度になると、たまった血液が脳を圧迫しはじめる。こうなると、脳に損傷がなくとも、圧迫のために脳に血がまわらず人は死亡する。つまり、たとえ外傷はたいしたことがなくても、頭部の打撲は死に至る危険性を大いにはらんで

† 10　頭部を強く打つなどして、脳を覆う硬膜の下で出血して血液がたまること。出血が多くなると、脳が圧迫されて頭痛、嘔吐などの症状が現れ、やがて昏睡に陥る。

いるというわけである。

尻を蹴られても人は死ぬ

危険なのは頭部だけではない。人間の身体の他の部位も、打撲を受けることによって死に至ることがある。

一九六〇年代に、ある大学のワンダーフォーゲル部が、新人強化訓練のための登山中に新人の脱落者に集団暴行なみのシゴキを加えるということがあった。

新人の一人は歩行不能となり、連絡を受けた家族に付き添われて帰宅した。

家で寝ていたが、二日後から尿量が減少しはじめ、三日後に無尿となった。吐き気を訴え血痰を吐き、呼吸困難になって五日めに入院したが、その翌朝に死亡したのである。

検死してみたところ、臀部を中心に広い範囲に皮下出血と筋肉内の出血腫脹《しゅちょう》(腫れた状態)が見られた。

頭部に損傷がなかったのは、「頭部は危険だ」という加害者の考えがあって、そこだけは避けられたものと考えられる。おそらく臀部は筋肉だけだから安全だと考えて、そこを中心に蹴られたのだろう。

しかし、皮下、筋肉の出血が強度になれば、ミオグロビンという物質が発生して腎臓につまり、徐々に尿が出なくなって**尿毒症**[†11]を引き起こす。ふだんは腎臓が血液中の老廃物を濾過しているため大丈夫なのだが、そうなると、身体中に老廃物が出まわってしまう。尿毒症を起こせば、人工透析をしないかぎり人は生きてはいられない。しかし、当時は人工透析器はなかった。

こうした例から考えると、肉体のどこの部位でも、殴られれば死の危険はあると言える。

いずれにせよ、「人間を教育するのに、どの部位であろうと殴る蹴るの暴行は許されない」のである。

† 11　腎臓の機能低下によって血液中に尿素などの老廃物が蓄積して起こる。嘔吐、下痢、心不全、意識障害などの症状が表れる。

足立区首なし死体事件——死体は簡単には燃えない？

一九九六年一月六日、小野悦男は、東京都足立区の自宅アパートで同居していた宮内良枝さんをバットで殴って殺害。遺体の一部を切り取って冷蔵庫に保管して、翌日空き地で遺体を焼却したうえ、頭部をノコギリで切断して自宅に持ち帰り、自宅裏の畑に埋めた。動機については「ケンカしてカッとなってやってしまった」と説明した。

火災時の死体は事故死か他殺か解剖でわかる

火災現場の死体を検死する際、注意しなければならないことは「その人が火事で死んだものか、それともその前に死んだものか」を見きわめることだ。犯人が殺人を隠蔽するために、その犯行現場に火を放つといった事例はままある。それを確定するのは、死者を検死解剖してみる他にない。

もっとも火災現場の死体というのは、当然のことだが焼け焦げているから、見た目だけで事故死か他殺かを判断することは難しい。たとえ首を締められて殺されていたとしても、死体の表面が焼け焦げてしまえばその痕跡は見つからない。したがって、解剖することになる。

まず、火事で死んだかどうかの判断は、気管を切開してみることでわかる。火事で人が亡くなった場合は、気管粘膜に炭粉などが付着している。これは火事の最中に呼吸していたことの証明になる。

これが見つからない場合、殺人の疑いが濃厚になる。したがって、他の部分を丁寧に解剖していき、血液や胃内容、骨折の有無などを子細に調べていくことになる。

人の焼死体から得られる情報

火災現場で発見された死体は、当然のこと表面は焼け焦げている。場合によっては、すっかり炭化して真っ黒になっていることもある。ただ、ふつうそのようになるのは身体の一面だけである。たとえば、うつ伏せで倒れた場合、背中は火に炙られて真っ黒に焼け焦げていても、腹や顔までは火がまわらないため、そうはならない。

仮に身体の表面がすっかり焦げてしまった場合であっても、身体の内部はきれいなままだ。魚を完全に真っ黒焦げにするのは、炎の上でじっくり焼かなければできないのと同じで、たとえ表面が黒くなっていても、ふつう中までは火が通らないものなのだ。火災現場の死体にしても同様で、表面が黒くなっていても中までは焼けていない。だから解剖することによって、さまざまな情報を得ることができるのである。

死体を焼こうとした小野悦男の本当の狙い

一九九六年、東京・足立区の屋外駐車場で首のない女性の焼死体が見つかった。首なし死体の発見は、マスコミを大きくにぎわせたが、犯人が確定してさらに話題を呼んだ。犯人は、かつて「**松戸ＯＬ殺人事件**」の犯人として検挙されながら、冤罪として無罪を勝ちとっていた小野悦男だった。しかも、幼女にわいせつ行為をはたらいていた事実が同時に明らかとなり、冤罪のヒーローがやはり殺人犯であったことが明白になった。

発見された首なし死体は、小野と同棲していた女性のものであることがわかった。女性の首は、小野の家の裏庭に埋められていた。

小野は遺体を焼いた理由について、こう供述しているという。

「骨を実家に返したいと考えて焼いたが、骨にまでならず、頭蓋骨だけでも実家に返したいと思い、持ち帰った」

しかし、私が思うに、小野は死体を焼くことによって、火葬場で焼いたときのように、骨壺に収まるような状態にすることができると考えていたのではないだろうか。そうなれば、隠すのも容易だ。そこで、女性の遺体を屋外の駐車場に運んで火をつけたのだろう。だが、そこで予期せぬことが起こった。

まず、死体が思うように焼けなかった。人間の身体というものは、ふつうに火をつけたぐらいでは骨になるまで焼けない。火葬場のようにバーナーで徹底的に焼けば別だが、油をかけて燃やしたぐらいでは表面が焼け焦げるばかりで骨にはならない。

さらに考えられるのは、おそらく小野は死体を運び、焼くにあたって死体を柔らかく折り曲げて小さくし、背骨が丸まった状態にしていたのではないかと思うのだ。だとしたら火をつけたとたん、まっすぐに伸びてビックリしたかもしれない。

「闘士型」と言うのだが、身体は火をつけると、ボクサーのファイティングポーズのようなスタイルをとる。火の熱によって筋肉が収縮するために、こうしたかたちになる。逆に、火をつけるときに身体を折り曲げていたとしたら、これが伸びて次第にファイティングポーズのかたちになる。丸くなっていた背骨は伸びてくる。遺体のときにどんなポーズをとっていたとしても、熱が加わると筋肉が収縮し、闘士型をとるのだ。ちょうど折りたたんだ傘が、広がったかたちになった状態と考えればよい。

小野はきっと、これに驚いたのではないだろうか。これでは目立つからとてもではないが死体の近くにいられない。しかも死体は燃えず、なかなか骨になる様子がない。だから仕方なく、情報量の多い首だけを切り落として持ち帰った。それが真相だったのではないかと私は考えている。

松戸OL殺人事件　一九七四年、松戸市で信用組合職員の宮田早苗さんが殺害され、小野悦男容疑者が逮捕された。いったんは無期懲役の判決を受けるが、一九九一年四月の東京高等裁判所で、自白に信用性がないとして、無罪の判決が下された。

名作「死体」の検証学Ⅶ

『あしたのジョー』

あの衝撃のラストから35年。真っ白な灰になった後、いったいジョーはどうなったんだ!?　生きているのか、それとも死んでしまったのか。ついに真相が明らかになる！

▼

矢吹丈は、天性のボクシングの才能を丹下段平に見出され、ボクサーとしての道を歩んでいく。やがてライバル、力石徹との対決が迫る。力石は、階級の違うジョーと対戦するため、過酷な減量をして登場した。苛烈をきわめた力石との戦いに、ジョーは辛くも勝利する。しかし力石は、過酷な減量とジョーの強烈なパンチでこの世を去る。ジョーは、ショックのあまり深刻なスランプに陥ったが、復活し、ついには世界チャンピオン、ホセ・メンドーサと戦うことになる。「週刊少年マガジン」に連載され、ボクシング漫画の名作として、いまも評価が高い。

原作●高森朝雄　画●ちばてつや（講談社）

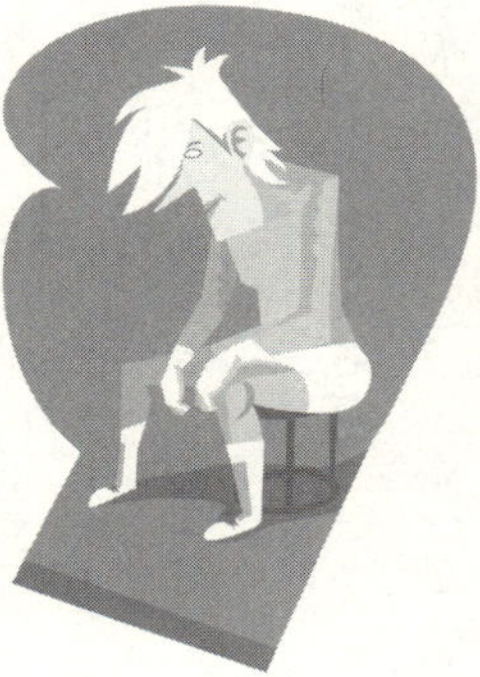

時代の象徴だった「力石徹」

数あるフィクションの登場人物の中で、もっともその死が惜しまれた人物は、『あしたのジョー』の力石徹ではないだろうか。

力石がジョーとの死闘の末、この世を去ったとき、寺山修司の劇団が中心になって、告別式がとり行われている。会場となった講談社講堂には七〇〇人のファンが集まり、全国から弔電が寄せられた。一九七〇年のことである。

これだけ聞くと、人気キャラクターのファン集団が集って開催したカルト集会のように感じるかもしれない。だが、告別式の列席者ばかりでなく、当時の「週刊少年マガジン」の読者のほとんどが、力石が死んだということにかなりなショックを受けていたのだ。告別式には作者である高森朝雄（梶原一騎）とちばてつやも列席したが、ちばは会場に入るまで冗談だと思っていたらしい。だが、会場の厳粛な雰囲気に襟元を正さずにはいられなかったという。「力石ショック」は作者の思惑さえ超えていたのである。

おそらくは『あしたのジョー』ほど、読者との間に幸福な関係を結べた作品はなかったのではないだろうか。この作品を熱狂的に読んだ読者は、当時大学紛争で闘っていた学生たちだった。彼らは、ジョーの成長に自分たちの成長を重ねていた。ジョーが泪橋を逆に渡り、「あしたのために」ボクシングを始め、プロテストに受かったとき、学生運動はピークを迎えている。東大の安田講堂占拠はこの頃のことだ。

力石の告別式に寄せて、寺山修司は「力石は死んだのでなく、見失われたのだ」という名言を残したが、おそらくは当時の読者の誰もがそう感じていただろう。「闘うべき敵」の不在。『あしたのジョー』の主人公・矢吹丈も力石を見失った。その後のジョーのスランプ、自暴自棄の日々は「闘うべき敵」を失った学生たちの心情にぴったりマッチしていたのである。

実際に起こり得る力石の死因

力石の死因については、作品中ではっきりと触れられている。

「過酷な減量に加えて、第六ラウンドに矢吹が放ったテンプルへの一撃および、そのときダウンした際にロープで後頭部を強打したことによる脳内出血」

これが、コミッション・ドクターによる診断だった。

原作者の高森朝雄は、劇画原作者として一時代を築くまでは、スポーツを題材にした娯楽小説を書いていた人物である。当然スポーツには造詣が深く、この力石の一件も実際の事件に材をとって描かれている。

一九六三年、世界フェザー級チャンピオン、デビー・ムーアが挑戦者シュガー・ラモスとの試合後、死亡した事件があった。これが、力石のケースとそっくりそのまま同じなのだ。ムーアもまたラモスのテンプルへの一撃と、そのときのダウンによるロープへの後頭部の強打によって死に至っている。

力石と異なる点があるとすれば、ムーアが亡くなったのが試合後数日経ってからだったのに対し、力石は試合終了後すぐに亡くなっていることだろう。しかし力石の死は、直接にこの試合が元ネタになっている。

ただ、おそらくは死因が脳内出血というのは、高森の誤認だったのではないかと推測される。ムーアはともかく、少なくとも力石の死因が脳内出血とは考えがたい。一般に、脳内出血は外傷によっては引き起こされないものであり、この場合の力石の死に方には当てはまらない。

力石の脳内出血に疑いあり！

だとすれば、力石はなぜ死んだのか？

力石の死について検証を行う前に、まずは脳というものが、どのようなかたちで頭蓋骨の中に収まっているのかお話しよう。

前にも述べたように、頭蓋骨の下には三層の膜があって脳を保護している。最も外側にあるのが硬膜と呼ばれるもので、これは文字通りかなり硬い。その下にクモ膜という膜がある。これは半透明の薄い膜で、クモの巣のような構造になっているからこう呼ばれている。脳に直接触れているのは、軟膜と呼ばれる柔らかい膜だ。

クモ膜と軟膜の間には、クモ膜下腔と呼ばれるすきまがあり、ここは脳脊髄液と呼ばれる液体で満たされている。脳はこの脳脊髄液の中に浮かぶ「豆腐のようなもの」だと思えばわかりやすい。豆腐を壊さずにおくためには、水に浮かせておかなければならないが、ちょうど脳も脳脊髄液の中にあることで、傷つかずにいられるのである。実際、脳というのは豆腐のようにきわめてナイーブなもので、強く握ったり地面に叩きつけたりすれば、グチャグチャに壊れてしまう。

『あしたのジョー』のコミッション・ドクターによる診断「脳内出血」は、脳内部の毛細血管が切れた場合を言う。これは文字通り脳の中の血管が切れることだが、一般に外傷によっては生じにくく、動脈硬化や動脈瘤《どうみゃくりゅう》など、身体の疾病によって引き起こされることが多い。出血といっても、ドバドバ出るわけではなく、指先を針で突ついたときのような、微少な出血がふつうであり、豆腐のような脳をかきわけながら出血するので、短時間に多量の出血が起こるわけではない。出血する部位によって呂律がまわらなくなったり、身体の平衡感覚を失って歩けなくなったりすることもあるが、多くの場合は出血が起こったとたん、意識を保つことができずにその場に倒れてガアガアいびきをかいて眠り込んでしまう。

むろん、これは放っておけば大変なことになるけれども、力石のように短い時間で死に至るということはまずない。傷そのものが小さなものだからだ。仮に脳内出血した人を積極的に治療せずにおいたとしても、命を失うまでに三週間から四週間と長い時間がかかるだろう。

力石はロープで後頭部を強打した後、立ち上がってしばらくはジョーと死闘を演じている。「ふふふ」と不敵な笑いも浮かべている。クロス・カウンターをアッパーで決める、という試合のかけひきも考えている。意識は正常だったと考えていいし、亡くなったのは試合が終わってすぐのことである。これらの点から考えて、力石の死因は脳内出血とは考えがたい。

もし仮に脳内出血であったとしたら、力石は一命をとりとめていたのではないか。なにしろ力石は、白木財閥の経営による最新鋭設備を持った白木ジム所属のファイターである。貧乏ジムの丹下拳闘クラブとは違って、専属のドクターだっている。脳内出血した選手を放っておくなんてことは、白木ジムにかぎってはまずない。もし、この試合で力石を襲った症状が脳内出血だったとしたら、力石はボクシングを続けることはできなかったかもしれないが、命だけはとりとめた可能性が高いのである。

力石が死んだ本当の理由

では、力石の死因はなんだったのか。

ここで浮上してくるのが、脳硬膜下血腫（一六三ページ参照）という症状である。力石は、脳「内」ではなく、脳「外」の出血で倒れたのではないか。これなら出血が起こってしばらくは、まったくふつうに試合を続行することが可能だし、時間が経過すれば命を落とす可能性も濃厚になってくる。

力石が後頭部をロープに打ちつけたとき、硬膜の血管が傷ついた。これは、打ちつけた後頭部に生じるが、そのとき頭蓋骨の中の脳は、脳脊髄液に浮かんでいるようなかたちなので、反動で反対側に振られて、脳の前頭部が、自分の頭蓋骨に激突し脳震盪を起こす。そこに、脳挫傷、クモ膜下出血などを生じ急死することがある。つまり、打撃の反作用で、脳が反対側に動き、頭蓋骨に激突して傷つくことがあるのだ。これを対側打撃という。後頭部の頭皮下の出血、硬膜下出血に加え、その反対側に出血するのである。

硬膜下出血の特徴は、外傷を負った後も意識状態は良好なまま、しばらくは活動できる点である。脳自体に傷がついているわけではないから、正常に活動ができるのだ。

ところが、時間が経つにつれ、硬膜と脳の間に血液がたまってくる。この血液が五〇mlを超えると脳が圧迫されはじめ、足もとがおぼつかなくなり、ちょうど酒に酔ったときのように千鳥足になる。時間にして二、三時間ぐらいだろうか。さらに時間が経過し、血液が一五〇mlを超えると、脳は圧迫の極限に達する。先に述べたように、脳は豆腐のような柔軟性のあるものだから、圧迫されれば死に至るのである。

力石を死に追いやったのは、この硬膜下出血だったのではないか。むろん、実際の硬膜下出血は、これほど早くは死に至らない。力石は死ぬのが早すぎる、という難点は残る。しかしこれに対側打撃が加わって、前頭部の脳挫傷や外傷性クモ膜下出血なども起こしていれば、急死することがあっても不思議ではない。あるいは、これは力石の人間の限界を超えた減量苦がたたったという『あしたのジョー』の解説を生かすべきだろう。力石はウェルター級（約六六キログラム）の体格を持ちながら、ジョーのいるバンタム級（約五三キログラム）まで体重を落としていたのだから。

脳が端から崩れるパンチドランク

まっすぐ歩いたつもりでも、フラフラと酩酊したように歩いている。ちょっとした物にけつまづいて転ぶ。車の運転がうまくできない。

これらの症状から、ジョーは重度のパンチドランカーである疑いを持たれた。白木葉子は世界的なスポーツ医学の権威、ドクター・キニスキーにジョーの試合のビデオ診断を依頼するが、ドクターは正常と判断した。ところが実際のところ、ジョーの症状はかなり重かったのだ。彼は、服のボタンさえ留めることができなかったのだから。

パンチドランカーは、他に言葉がうまく話せなかったり、集中力や記憶力が低下したりする症状がある。

これらの症状は、すべて脳機能の低下によって引き起こされるものだ。どうして、ボクサーだけが、このような症状にさいなまれるのだろうか？　ここでは、それを考えてみよう。

強い打撃を受ければ、脳も頭蓋骨の中で激しく揺れる。先に脳は豆腐のようなものだと言ったが、容器に打撃を加えていれば、豆腐も容器の中で激しく揺れる。これが不断に繰り返された場合、どうなるか考えてみてほしい。豆腐は容器にぶつかって、端のほうから崩れてはこないだろうか？

パンチドランカーの症状は、脳表面が頭蓋骨に不断に当たったために、擦り減ってくることで起こる。脳表面の細胞・組織がいかれてしまうのだ。とくに「頭蓋底」と呼ばれる頭蓋骨の底の部分は、他の部分とは違い、凸凹が激しく摩耗しやすいのである。

ジョーのモデルになったと伝えられるボクサーの一人に、たこ八郎がいる。相手に打たせるだけ打たせて相手が疲れてきた頃にぶちのめす彼のファイト・スタイルは、肉を切らせて骨を断つジョーの闘い方に大きな影響を与えたと言われている。彼が重度のパンチドランカーであり、言語の正確さがかなり失われていたことをご記憶の方も多いことだろう。

たこ八郎の脳も、ジョーの脳も、頭蓋底に接触する部分が激しく擦り減っていた。たこ八郎は日常生活が営めなくなる前にボクサーを引退したが、ジョーはそれを知りつつ、カーロス・リベラを一撃にして廃人に追い込んだ男、世界チャンピオンのホセ・メンドーサに立ち向かっていく。真っ白な灰になるために。この頃からジョーのドラマは、終局に向かって走りはじめる。

「一瞬にして真っ白」のウソ

倒されても倒されても立ち上がるジョーに対して、ホセはすさまじい恐怖に襲われ、試合が終わる頃にはすっかり髪が白くなってしまっていた。

髪の毛が恐怖で白くなる、ということは『あしたのジョー』にかぎらず、夏期恒例の怪談話などでもよく耳にする。極度の恐怖に接した人が、一瞬にして白髪になってしまうという表現は、おそらく物語構成上の小道具としては、かなり一般的なものだろう。

ところが髪の毛の生えるメカニズムを知るならば、そんなことは絶対にあり得ないということがわかる。

われわれの毛髪は、皮膚の外に出ている毛幹と皮膚内に埋まっている毛根とで構成される。髪の毛が伸びるのは、毛根の根本にある毛乳頭という部分で細胞がさかんに分裂し、成長しているためだ。

白髪になるのは、毛根の部分から空気が混入した場合と、毛髪内部にあるメラニンと呼ばれる色素が失われた場合に起こる。メラニンとは、頭髪の色を決定する色素である。茶色っぽい髪の人は真っ黒な髪の人に比べ、毛髪内部のメラニンの量が少ないから茶色い。白髪となれば、メラニンはほとんどないと言えるだろう。

毛根から空気が混入する場合、それは毛乳頭から入る。色素の量もまた、毛乳頭で作られる細胞の生育過程で決定される。

したがって、人の髪が白いか黒いか茶色いかは、皮膚の外に出ている毛幹ではなく、皮膚の中の毛根で決定されているのだ。だから、どんなにその人が髪が逆立つほどの恐怖を経験したからといって、一気に白髪になるわけがない。試合を終えた三ヵ月後のホセ・メンドーサに、矢吹戦のタイトル防衛について取材を申し込み、会ってみたら白髪になっていた、というならわかるが、一瞬にして毛髪に空気が混入したり、色素が失われるなどとうていあり得ない話である。

あえて推測するならば、ホセ・メンドーサはもともと若白髪で髪は真っ白だった。若くして白髪はカッコ悪いからと染めていたのだが、それがジョーとの戦いでとれちゃったということになるのだろうか。いずれにせよ、「一瞬にして白髪」は無理があると言わねばならない。

ジョーが生きているその根拠

『あしたのジョー』は、ホセとの戦いで真っ白に燃え尽きた矢吹丈が、コーナーの椅子に座り、柔和な笑顔を浮かべるシーンで終わる。死に場所を求めて生き急いでいたジョーは、確かにホセとの闘いの中で真っ白に燃え尽きたのだ。

この印象的なラストシーンにおいて、ジョーは死んだのか。それとも、生きているのか。答えは描かれていない。死んだとも生きたとも言わず、『あしたのジョー』は真っ白に燃え尽きた男の柔和な笑顔で終わっている。

このことは当時、ちょっとした波紋を呼び、「週刊少年マガジン」編集部には「ジョーは死んだのか」という問い合わせ電話が相次いだという。編集者はたいがい「ご想像におまかせします」と答えていたらしいが、確かに気になるところではある。

高森朝雄もちばてつやも「週刊少年マガジン」の編集部も答えなかった問いに、連載終了後四半世紀以上を経たいま、本書はその疑問に答えようとしている。

結論から言うと、ジョーは生きている。

早く治療しないと危ないジョーの状態

いかにも、ジョーは生きている。しかしここでは、この衝撃的な事実に触れる前に、ジョーの現在の状態について考えてみたい。

ジョー対ホセの試合は、途中ホセの反則・減点を含みながらもホセの勝利に終わっている。それだけ、ホセのパンチがジョーにヒットしていたということで、ジョーのそのときの状態は、いずれにせよかなり危険なものと言わねばならない。

頭部に強い打撃を受けた場合、人は脳震盪を起こす。これは経験したことのある方も多いことだろう。一時的に眩暈・耳鳴り・頭痛などに襲われるが、たいていは短時間で回復する。

脳震盪は、頭蓋内で脳が強く震動するために起こるものだが、これが繰り返された場合、ことは脳震盪程度では済まなくなってくる。たび重なる震動で激しく揺すぶられ、頭蓋内であっちにぶつかりこっちにぶつかりした脳は、次第に腫れ上がって容積が増えはじめるのだ。

これを脳腫脹と言うが、脳はある一定以上の容積に膨れ上がると、頭蓋内に収まってはいられない。するとどうなるか。もちろん、脳は豆腐みたいなものだから、頭蓋を割って出てくるというようなことはない。腫れて肥大した脳は、水が低きに流れるように自分が膨らむことのできる方向に向かって膨らみはじめることになる。

脳にとって、自分の肥大を許してくれる場所は一ヵ所しかない。それはどこかというと、脊椎――背骨の中央に開いた穴なのである。頭蓋骨と背骨はつながっているから、背骨の中に肥大した脳がはみ出る。したがって、膨れ上がった脳は背骨の中央に開いた穴の中にニュルニュル入り込んでくることになる。これを脳ヘルニアと呼ぶ。

脳ヘルニアになった場合、背骨の中に入り込んだ脳は、背骨の中で圧迫屈曲して血液の流れが悪くなる。そのため酸素や栄養の供給が受けられなくなり、細胞が死に腐りはじめる。

ジョーの現在の状態が危ういとするならば、おそらくは脳震盪・脳腫脹・脳ヘルニアのいずれかの状態にあると見ていいだろう。脳震盪ぐらいならすぐ回復するが、脳腫脹になってしまうとかなり危険だと見ていい。脳ヘルニアを発症するのは、時間の問題だからだ。

ジョーを待つバラ色の未来

しかし、大丈夫である。ジョーは脳腫脹にはなっていないし、おそらくは脳震盪も起こしてはいない。ジョーは生きているばかりでなく、意識もしっかりしている。

この衝撃の事実を明かすのは、『あしたのジョー』の有名なラスト、真っ白に燃え尽きてコーナーの椅子に座ったジョーの姿からである。

人が意識を失った場合、身体のあらゆる筋肉が弛緩する。したがって、ジョーが死んでいるとするならば、この状態で椅子に座っていることができるはずはないのだ。腰は椅子からずり落ち、腕などをロープに引っかけてでもおかないかぎり、リングに倒れ伏してしまうだろう。同じように顔面の筋肉もゆるむので、このように柔和な笑顔を浮かべていることも不可能だ。ジョーは生きて、しかも意識を正常に保っているからこそ、椅子に座り、笑顔を浮かべていることができるのである。そう、ジョーは確かに生きていて、意識を正常に保っている。

ジョーは生きている――この事実は、自然に「その後」を考えさせる。ジョーはこの試合が終わったら、さすがにもうボクサーとしてはやっていけないだろう。引退するに違いない。引退した彼には、どんな生活が待っているのか。ときおりしも、白木葉子から愛の告白を受けたばかりである。葉子と結婚するのか？

するとジョーは、白木財閥の入り婿である。逆玉だ。ドヤ街の不良少年が、一気に大財閥の姻戚である。しかも、ジョーはすでに世界チャンピオンと闘った名誉あるボクサーでもある。その知名度と端正なルックスは、タレントにも向いているだろう。あの野生児ジョーが、金と名誉を持ち、美人の奥さんをもらう——そんなにぬるい暮らしをしてもいいのだろうか？

個人的には、「それもいいんだよ」と認めてあげたい。だが、「そんなこと許せるか」という人もやっぱりいるだろう。

生き残ったジョーに、世間並の幸福を与えることを許さなかった人がいる。他でもない原作者・高森朝雄だ。

高森の実弟・真樹日佐夫によれば、『あしたのジョー』の原作には続きがあって、ジョーは死なず、パンチドランカーになって公園でカーロス・リベラと遊んでいるという陰惨なラストが用意されていたという。ジョーは「俺は試合には負けたがケンカには勝った」とカーロスに伝えるが、カーロスはそれを理解しない。二人の廃人を陰から見守る白木葉子。結末はそうなっていたというのだ。

力石のぶんまで、ジョーは生き続ける——高森はそう考えていたらしい。

ただし、高森は断じてこの陰惨な結末を発表しようとはしなかった。『巨人の星』の原作小説が出版されているのに対し、『あしたのジョー』が出版されていないことを見ても、高森にこれを発表する意志はまったくなかったと見ていいだろう。

名作「死体」の検証学Ⅷ

『バックドラフト』

突然、炎が爆発する恐怖のバックドラフト。しかし消防士の敵は炎だけではない。なのに英雄は、どうしてマスクもしないで、燃える家の中に飛び込んで行くことができたのか!?

▼

町の英雄だった亡き父の後を継ぎ、同じ消防隊で隊長を勤めるスティーブンのところへ、弟のブライアンが新人として入ってくる。しかし、性格の合わない2人は、ことごとく反発しあう。同じ消防士として、家庭を崩壊させながらも、町の英雄として生きようとする兄にとても敵わない、と悟ったブライアンは、消防士を辞め、放火犯罪調査官の助手へと転身する。シカゴを騒がせているバックドラフトを利用した、奇妙な放火犯罪を調査していくうちにブライアンは、被害者の共通点から意外な真相をつきとめる。兄弟の葛藤と愛情を描き、最新ＳＦＸ技術によって、驚異の炎を再現した超大作。

監督●ロン・ハワード　出演●カート・ラッセル／ウィリアム・ボールドウィン／スコット・グレン／ジェニファー・ジェイソン・リー

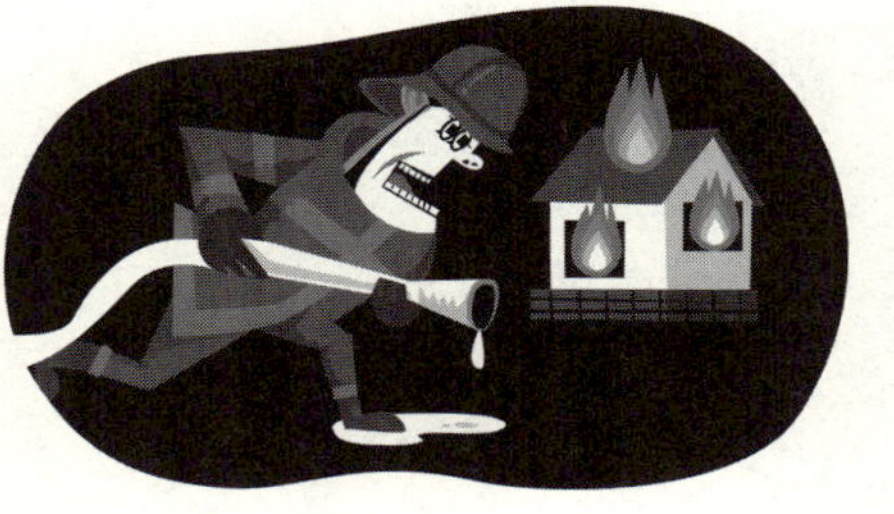

消防士を襲う「バックドラフト」の恐怖

モノが燃焼するためには、次の三つの条件がそろわなければならない。ひとつは燃えるモノ（紙や木など）があること。もうひとつは酸素があること。そして、発火点（モノにはそれが燃え始める固有の温度というものがある）以上の温度があること。この三条件がそろって、はじめて燃焼という現象が発生する。

では、「バックドラフト」という現象はいかにして生じるか。これは、この三条件のうち、酸素の不足によってもたらされる現象である。

閉ざされた空間の中で燃焼が進むと、当然のことながら酸素は次第に不足してくる。そうなると、火は炎を上げることができず、くすぶっている状態になる。つまり、燃焼物質とその発火点に達した温度というふたつの条件が整っていながら、酸素という条件が欠けた状態になるのだ。

このときドアを開けるなどして、急に酸素が流入すればどうなるか。燃焼の条件が突然にそろい、爆発が起きることになる。これがバックドラフトである。当然、ドアを開けた人間は爆風で吹き飛ばされてしまう。この爆風のすさまじさは、映画『バックドラフト』に描かれている通りだ。

映画『バックドラフト』は、このバックドラフトに代表される危険につねにさらされながらも、それと果敢に闘う消防士の姿を描いた映画である。

勇敢な消防士として、多くの人命を救助してきた父。町の英雄だった父。しかし、その父は人命救助の渦中で命を落とす。

残された二人の息子は、紆余曲折を経て、やはり消防隊員となる。父の後を継ぎ、同じく町の英雄となり得た兄スティーブンと、父と兄の偉大さに微妙な心情をかかえつつ、やはり消防士となることを決意する弟ブライアン。この兄弟の心情と、連続する放火事件(人為的にバックドラフトが起こされる)が、この物語の根幹になっている。

人命救助の美談はなぜ減った?

燃えさかる火の中で、子どもが泣き叫んでいる。男は果敢に火の中に飛び込み、子どもを救出する。

男の行動が英雄的行為であることに、異論をはさむ人はいないであろう。人は、自らの危険をかえりみず、他者を助けたいという気持ちになることがある。

こんな話は、映画やドラマの中ばかりにあるのではない。もし仮にあなたが、過去の新聞記事を丹念に探したなら、きっとこうした美談を発見することもできるはずである。

それと同時に、あなたは気づくはずだ。こうした美談は、時代が進むにつれ、明らかに減少しているということに。

あるいは、ここ最近の奇怪な犯罪の多発とこうした美談の著しい減少をひき比べ、「人心の退廃」についてさえ説くことができるかもしれない。時代が進むにつれ、個人主義が徹底され、自らの命をかえりみず他人の命を救おうと考える人間は少なくなっている。あなたは絶望とともに、そんなことを考えるかもしれない。

だが、そう考えるのは早計である。こうした美談の減少は、必ずしも人心の退廃ばかりに原因が求められるものではない。もっと根本的な要因があるのである。

その要因とは、建造物の変化にともなう火災の性質の変化である。

木造建築が主要な建造物であった頃、火事で助けを求めている人の救助は容易だった。なぜなら救助する人は、火そのものと燃焼にともなって発生する一酸化炭素中毒だけに注意していればよかったからである。火災の中で二〜三回呼吸をしても一酸化炭素中毒で意識を失うことはないから、救助活動はできるのである。

ところが現代の建築には、さまざまな合成樹脂や化学繊維が使用されている。絨毯やカーテン、床張りには「ビニタイル」と呼ばれるポリ塩化ビニールの板が使われているし、床材や家具、壁材の合板の接着剤には熱硬化性の合成樹脂が用いられている。畳でさえ、芯材にはポリスチレンが使われている。

また、これらの樹脂は加工性や耐候性などの向上のため、多くの添加剤が使用されている。新築の建物に入ると、しばしば目に刺激を感じたり、一種独特の臭いがするのはこうした合成樹脂や化学繊維によるものだ。

そして、現代の火災において死者が出るとき、これらの合成樹脂や化学繊維から発生する亜硫酸ガスや青酸ガスによる中毒が、主要因のひとつになっているのだ。火で焼かれたり、一酸化炭素中毒によって呼吸困難になるその前に、多くの人は有毒ガスによって命を落としているのである。

美談が成立しなくなった背景には、こうした建造物自体の変化が要因としてあることは言うまでもない。亜硫酸ガスや青酸ガスが充満する火災現場に、ガスマスクもせずに入ったりしたら、人命を助ける前に自分がガスにやられてしまうだろう。場合によっては一回呼吸しただけで意識を失い、逃げられずに焼死することになる。

兄スティーブンは英雄になれたか

この映画で印象的なのはなんといっても兄のスティーブンで、自らの家庭を崩壊させながらも英雄であり続けようとするその姿は、見る者を感動させずにはおかない。

彼は火事場に飛び込むとき、マスクをつけない。なぜなら、彼は火を読むことができるからだという。火がどちらから吹き上げるかわかるから、危険をかえりみず火の中に飛び込むことができる。

では、彼は有毒ガスの発生も読むことができたのだろうか？　できた、と仮定するしかないが、だとすれば英雄になることはきわめて難しかったに違いない。なぜなら、やはり英雄だった彼の父の時代とは異なり、彼の時代はすでに合成樹脂と化学繊維の時代に入っているからである。

彼がもし、あらかじめ危険を察知することのできる勘を備えていたならば、燃えさかる火の中に入るなどということはできなかったであろう。怖いのは火ではなく、目に見えないガスなのだから。

この作品は、二〇〇一年一〇月にアスキーより刊行された
『死体の嘘』を改題し、加筆・修正したものです。

上野正彦（うえの・まさひこ）
1929年、茨城県生まれ。医学博士。元東京都監察医務院長。54年、東邦医科大学卒業後、日本大学医学部法医学教室に入る。59年、東京都監察医務院監察医になり、84年、同院長に就任。89年、退官。現在は法医学評論家として執筆、テレビ出演など幅広く活躍。著書は『死体は語る』（文春文庫）、『死体は悩む』（角川 one テーマ21）、『死の雑学』（イースト・プレス）など多数ある。

編集協力＝小池晶子
本文イラスト＝南後卓矢

アスキー新書　079
死体《したい》を科学《かがく》する

2008年9月10日　初版発行
2008年10月16日　第1版第2刷発行

著　者　上野正彦
発行者　髙野 潔
発行所　株式会社アスキー・メディアワークス
〒160-8326　東京都新宿区西新宿4-34-7
電話（編集）0570-064008
発売元　株式会社角川グループパブリッシング
〒102-8177　東京都千代田区富士見2-13-3
電話（営業）03-3238-8605（ダイヤルイン）
装　丁　緒方修一
印刷・製本　凸版印刷株式会社

ISBN978-4-04-867356-3　C1247　

アスキー新書

老親介護とお金

ビジネスマンの介護心得

太田差恵子
介護・暮らしジャーナリスト

「介護にいくらお金がかかるのか」。よく聞く質問です。しかしお金が心配というのは感情論、お金を使うことは理性での行為。チームを組み、情報を集め、ビジョンを練り、資金用途をプランし、時間を調整して、時々、軌道修正。介護に必要なのは戦略です。主体性を持った介護に必要な考え方と、お金の使い方を指南します。

978-4-04-867359-4

オイルマネーの力

世界経済をリードするイスラム金融の真実

石田和靖
海外投資専門TVチャンネル代表

ドバイは、石油がたくさん採れるわけではない。金持ちの道楽で世界一のものを作っているわけでもない。すべてはドバイの未来を見据えた戦略なのである。いつかは枯渇する石油資源に頼らず、名実ともに世界の中心となるための計画が着々と進むドバイの戦略とはなんなのか。拡大するイスラム金融の近未来を大胆予想する。

978-4-04-867357-0

私をクレーマーと呼ばないで

多田文明
ルポライター

複雑怪奇な携帯電話料金、見るからにアヤしい副業商法、理不尽な駐車違反取締り……。『ついていったら、こうなった』で話題を呼んだ体験派ルポライターが、あなたに代わって文句を言ってみたところ――？　慇懃な対応に隠されたホンネを見破り、我が身を守るための「正しいクレームのつけ方」を伝授します。

978-4-04-867358-7